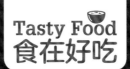

女性养生
药膳食谱263例

甘智荣 主编

江苏凤凰科学技术出版社

图书在版编目（CIP）数据

女性养生药膳食谱 263 例 / 甘智荣主编 . — 南京：
江苏凤凰科学技术出版社，2015.10（2020.3 重印）
（食在好吃系列）
ISBN 978-7-5537-4258-8

Ⅰ . ①女… Ⅱ . ①甘… Ⅲ . ①女性 – 食物养生 – 食谱
Ⅳ . ① R247.1 ② TS972.164

中国版本图书馆 CIP 数据核字 (2015) 第 049189 号

女性养生药膳食谱263例

主　　　　编	甘智荣
责 任 编 辑	樊　明　　葛　昀
责 任 监 制	方　晨

出 版 发 行	江苏凤凰科学技术出版社
出版社地址	南京市湖南路 1 号 A 楼，邮编：210009
出版社网址	http://www.pspress.cn
印　　　刷	天津旭丰源印刷有限公司

开　　　本	718mm×1000mm　1/16
印　　　张	10
插　　　页	4
字　　　数	250 000
版　　　次	2015年10月第1版
印　　　次	2020年3月第3次印刷

标 准 书 号	ISBN 978-7-5537-4258-8
定　　　价	29.80元

图书如有印装质量问题，可随时向我社出版科调换。

健康美丽吃出来

　　爱美是女人的天性，每个女人都想拥有美丽的容颜和优美的体态。随着社会的发展，人们的保健和爱美意识也不断增强，越来越多的女性意识到真正的美丽是一种由内而外焕发出来的健康与靓丽。但是现代女性工作繁忙、生活压力大、精神紧张，很容易产生免疫力下降、内分泌紊乱、毒素堆积等多种引发皮肤问题的内因。中医认为，这是脏腑损伤、功能失调、气血异常、阴阳失衡而导致的肌肤失养。由此可见，自内而外的调养是健康与美丽的根本。《黄帝内经》中提及，"阴平阳秘，精神乃治""得神者昌，失神者亡"。阴阳平衡才是美的基础，所以，想做真正的美女，就要从"内"做起。

　　中医美容养颜的药膳来源于生活的实践与验证，充分结合了我国传统医药学、养生学和现代医药学、营养学的理论，以其独特的疗效、简便的制作和天然安全的特性受到广大女性的喜爱，也是女性调养身体、保持优美体态的日常必需品。中医认为，食疗药膳最宜扶正固本。这是因为食疗所用食物和药物多属补品，形为食品，性则为药品，它取药物之性、食物之味，共同配伍，相辅相成，可以起到食借药力、食助药威的协同作用，达到药物治疗和食物调养的双重功效。在防病治病方面，食物调养与单纯的药物治疗具有异曲同工之妙。

　　尽管食疗药膳种类繁多、疗效确切，但并不是每一种食疗药膳方均适合任何人。女性天生柔弱，在体质、体力各方面都与男性有着很大的差别，因此女性养生的侧重点也与男性不一样。此外，仅女性这个范畴，个人体质不同，临床表现也各异，因此读者在选择和应用食疗时，应该按照中医辨证施膳的原则，根据自己的证型加以细选。

　　本书的编写参考多本医学著作，集合了传统中医养生、养颜、养心智慧之大成，是塑造现代美女体质的优选之书。全书共分为四篇，分别是益气养血、滋阴塑形、护肤抗衰、防病祛病，每一篇对应几十道养生药膳，培元固本，标本兼治，让女性从根本上"美"起来。此外，每道药膳还详细解读其功效，方便读者按功效检索、对症食疗，希望女性读者能从中受益，做好日常保健护理，远离疾病的困扰，保持健康与美丽。

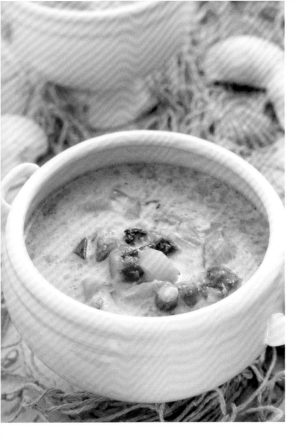

目录 Contents

PART 1
益气养血篇

PART 2
滋阴塑形篇

PART 3
护肤抗衰篇

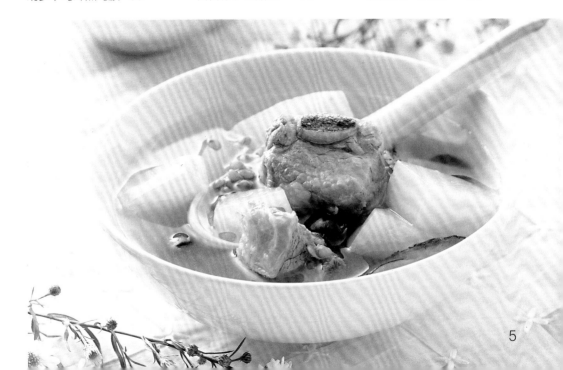

PART 4
防病祛病篇

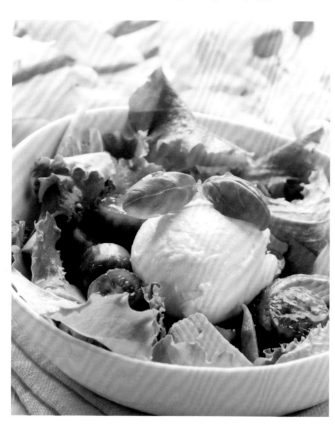

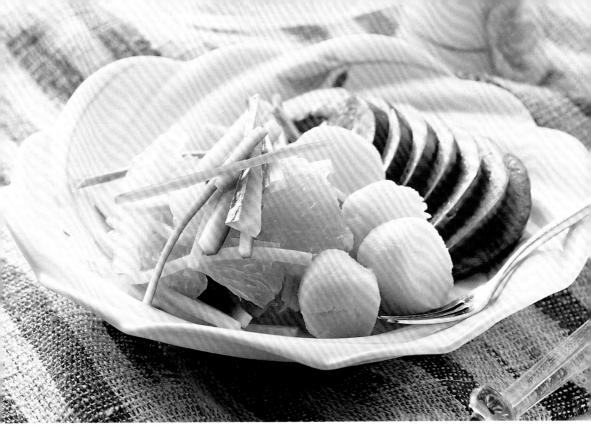

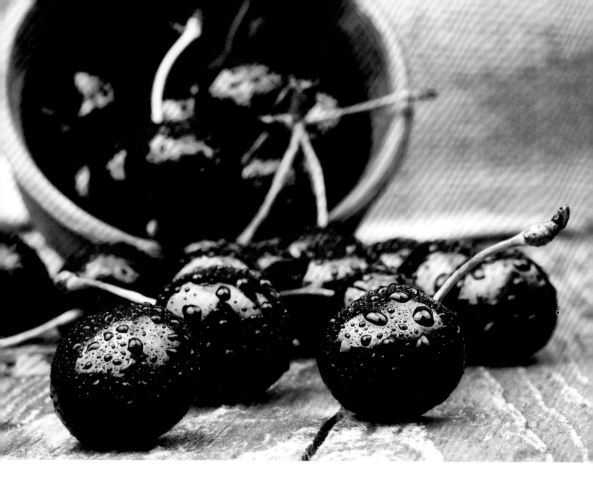

九种女性体质特征及其调理

　　女性朋友们要想通过食用药膳来养生，首先要辨清自己是何种体质，这样才能因人施膳，达到养生的目的。《黄帝内经》中将人的体质大致分为以下九种。

1. 平和体质

　　平和体质是一种健康的体质，其主要特征为：阴阳气血调和、体形匀称健美、面色和肤色润泽、头发稠密有光泽、目光有神、鼻色明润、嗅觉灵敏、唇色红润、不易疲劳、不易生病、生活规律、精力充沛、耐受寒热、睡眠良好、饮食较佳、二便正常。此外，性格开朗随和，对于环境和气候变化的适应能力较强。

　　平和体质的女性一般不需要特殊调理，但人体的内部环境也易受外界因素的影响，如夏季炎热、干燥少雨，人体出汗较多，易耗伤阴津，所以可适当选用一些可滋阴清热的食材或药材，如百合、玉竹、银耳、枸杞子、沙参、梨、丝瓜、甘蔗、鸭肉、兔肉等。在梅雨季节，气候多潮湿，可选用一些可健脾祛湿的食物或药材，如鲫鱼、茯苓、砂仁、藿香、白扁豆、山药、赤小豆、莲子、薏米、绿豆、马蹄、冬瓜等。秋季较干燥，可常食能滋阴润燥的食物，如银耳、百合、雪梨、猕猴桃、桑葚、火龙果、莴笋、菌菇类、芝麻、杏仁，多吃绿叶蔬菜，少吃辛温燥热之品。冬季较寒冷，适合温补，因此可适当摄入可温阳散寒的食物，如羊肉、鸡肉、牛肉、洋葱、辣椒、花椒、肉桂等。总之，平和体质的女性在饮食调理方面宜顺应四时变化的规律。

2. 气虚体质

　　气虚体质是由于一身之气不足，以气虚体弱、脏腑功能低下为主要特征的体质状态。其

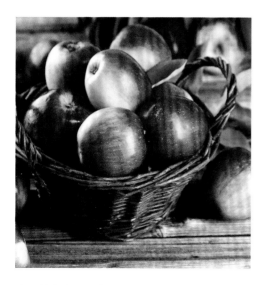

主要特征为：元气不足、肌肉松软不实、平素语声低弱、气短懒言、容易疲乏、精神不振、易出汗、舌淡红、舌边有齿痕、脉弱，易患感冒、内脏下垂等病。此外，该体质者性格内向，不喜冒险，不耐受风、寒、暑、湿邪。气虚体质者宜吃性平偏温的、具有补益作用的药材和食材。比如中药有人参、西洋参、党参、太子参、干山药等；果品类有红枣、葡萄干、苹果、桂圆等；蔬菜类有白扁豆、红薯、山药、莲子、银杏、芡实、南瓜、圆白菜、胡萝卜、土豆、香菇等；肉食类有鸡肉、猪肚、牛肉、羊肉、鹌鹑等；水产类有泥鳅、黄鳝等；调味料有麦芽糖、蜂蜜等；谷物类有糯米、小米、黄豆制品等。

3. 血虚体质

血虚是指血液生成不足或血的供养功能减退的状态。主要特征有：面色苍白、唇色及指甲淡白无华、头发枯焦、舌淡苔白，偶有头晕目眩、肢体麻木等现象；易患贫血、手脚痉挛、心律失常、失眠多梦等病症。血虚体质者性格多沉静，容易精神不振、健忘、注意力不能集中。血虚体质者平时应常吃可补血养血的食物，蔬菜类有菠菜、红苋菜、花生、莲藕、黑木耳等；肉禽类有乌鸡、鸡肉、动物肝脏、动物血、羊肉、牛肉、乳鸽等；水产类有鳝鱼、甲鱼、海参、紫菜、海带等；杂粮豆类有黑米、红米、赤小豆等；水果可选用桑葚、葡萄、红枣、桂圆、草莓、樱桃等；中药材可选择当归、熟地黄、何首乌、阿胶、白芍等。此外，米酒、红酒均是补血佳品。

4. 阳虚体质

阳虚体质是指人体的阳气不足，人的身体出现一系列的阳虚症状。其主要特征为：畏寒怕冷、手足不温、肌肉松软不实、喜热食、精神不振、舌胖嫩、脉沉迟，易患痰饮、肿胀、泄泻等病，感邪易从寒化。此外，性格多沉静、内向，耐夏不耐冬，易感风、寒、湿邪。阳虚体质者可多食温热之性的药材和食材，比如中药有鹿茸、杜仲、肉苁蓉、淫羊藿、锁阳等；果品类有荔枝、榴莲、桂圆、板栗、红枣、核桃、腰果、松子仁等，干果中最典型的就是核桃，可以温肾补气，最适合腰膝酸软、夜尿多的女性；蔬菜类有韭菜、辣椒等；肉食类有羊肉、牛肉、狗肉、鸡肉等；水产类有虾、黄鳝、海参、鲍鱼、淡菜等；调味料类有胡椒、花椒、姜、茴香、肉桂等。

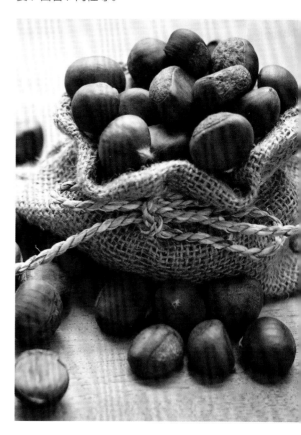

5. 阴虚体质

阴虚是指精血或津液亏损的状态。其主要特征为：口燥咽干、手足心热、体形偏瘦、鼻微干、喜冷饮、大便干燥、舌红少津、脉细数，易患虚劳、不寐等病，感邪易从热化。此外，该类体质者性情急躁、外向好动、性格活泼、耐冬不耐夏，不耐受暑、热、燥邪。阴虚多源于肾、肺、胃或肝的阴液不足，应根据不同的阴虚症状而选用相应的药材或食材。比如中药材有银耳、百合、石斛、玉竹、枸杞子、罗汉果等；食材类有葡萄、柠檬、苹果、梨、香蕉、西红柿、马蹄、冬瓜、西瓜、丝瓜、苦瓜、黄瓜、菠菜、生莲藕等。新鲜莲藕很适合阴虚内热的女性，可以在夏天榨汁喝；如果莲藕稍微老一点，质地粉，则补脾胃效果更好。也可以利用以上的药材和食材做成药膳，不仅美味，而且营养丰富，能滋阴润燥。

6. 气郁体质

气郁体质者大多性格内向不稳定、敏感多虑。常表现为：神情抑郁、忧虑脆弱、形体瘦弱、烦闷不乐、舌淡红、舌苔薄白、脉弦，易患脏躁、梅核气、百合病及抑郁症等。此外，气郁体质者对精神刺激适应能力较差，不适应阴雨天气。气郁体质者养生重在疏肝理气、健胃消食。中医有言，肝气过旺易犯脾，因此，气郁体质者也容易出现食欲不振、气滞腹胀现象，可选陈皮、菊花、酸枣仁、香附、山楂、木香、麦芽等中药。陈皮能顺气消食、治肠胃不适；菊花能平肝疏风；香附有疏肝理气的功效；酸枣仁能安神镇静、养心除烦。食材方面可选橘子、柚子、猕猴桃、西红柿、洋葱、丝瓜、圆白菜、香菜、白萝卜、蒜、高粱、青豆、黄花菜等有解郁、安神功效的食物。也可多吃一些醋，山楂粥、陈皮粥也颇为适宜。

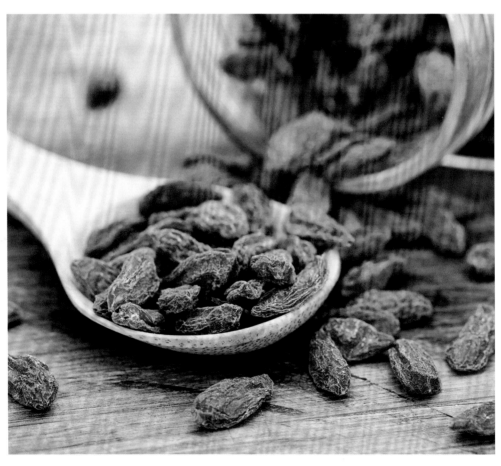

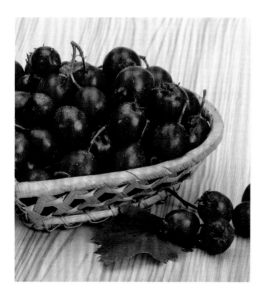

7. 血淤体质

血淤体质的人血脉运行不通畅，不能及时排出和消散离经之血，久之就会淤积于脏腑组织之中，而产生疼痛。其主要特征为：肤色晦暗、色素沉着、容易出现淤斑、口唇黯淡、舌暗或有淤点、舌下络脉紫暗或增粗、脉涩，易患癥瘕及痛证、血证等。此外，血淤体质者易烦躁、健忘，不耐受寒邪，养生重在活血、祛淤、行气。调养血淤体质的首选中药是丹参，丹参是活血化淤中药，有促进血液循环、扩张冠状动脉、增加血流量、防止血小板凝集、预防心肌缺血的功效。另外，桃仁、红花、当归、三七、川芎和益母草等中药对血淤体质的女性也有很好的活血祛淤功效。食材方面如山楂、金橘、韭菜、洋葱、蒜、肉桂、姜、菇类、螃蟹、海参等都适合血淤体质者食用。

8. 痰湿体质

痰湿体质者脾胃功能相对较弱，气血津液运行失调，导致水湿在体内聚积成痰。其主要特征为：体形肥胖、腹部肥满、面部皮肤油脂较多、多汗且黏、胸闷、痰多、口黏腻或甜、喜食肥甘厚味、舌苔腻、脉滑，易患消渴、中风、胸痹等病。此外，该类体质者性格偏温和、稳重，多善于忍耐，对梅雨季节及湿重环境适应能力差。痰湿体质者养生重在祛除湿痰、畅达气血，宜食味淡、性温平之食物。中药方面

可选赤小豆、白扁豆、山药、薏米等有健脾除湿功效的，也可选生黄芪、茯苓、白术、陈皮等有健脾、益气、渗湿功效的。食材方面宜多食粗粮，如玉米、小米、紫米、高粱、大麦、燕麦、荞麦、黄豆、黑豆、芸豆、蚕豆等。有些蔬菜比如芹菜、韭菜，含有丰富的膳食纤维，非常适合痰湿体质者食用。

9. 湿热体质

湿热体质是以湿热内蕴为主要特征的体质状态。常表现为：面垢多油、易生痤疮、口苦口干、身重困倦、大便黏滞不畅或燥结、小便短黄、女性易带下增多、舌质偏红、舌苔黄腻、脉滑数，易患疮疖、黄疸、热淋等病。此外，该类体质者容易心烦急躁，对夏末秋初的湿热气候、湿重或气温偏高环境较难适应。湿热体质者养生重在疏肝利胆、清热利湿，饮食以清淡为主。中药方面可选用茯苓、薏米、金钱草等有清热利湿功效的；食材方面可多食绿豆、赤小豆、芹菜、黄瓜、丝瓜、荠菜、芥蓝、竹笋、马蹄、紫菜、海带、四季豆、兔肉、鸭肉等性味甘寒或甘平的食物。湿热体质者还可适当喝些凉茶，如决明子、金银花、车前草、淡竹叶、溪黄草、木棉花等，可清利湿热，但不可多喝。

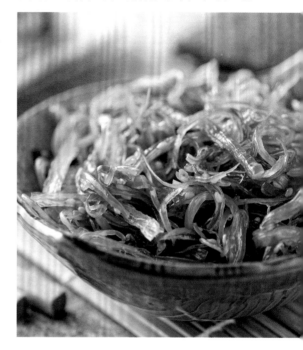

无"毒"女人喝这些

排毒是爱美女性常挂在嘴边的一个词，由此可见，排毒对女人美容养颜具有多么重要的意义。只有及时排出体内的有害物质及代谢废物，保持五脏和体内的清洁，才能保持身体的健康和肌肤的美丽。最有效的排毒方法便是从日常饮食入手，将毒素排出体外。当然，不是所有的食物都具有排毒的功效，像那些腌渍、油炸食品不仅不具备排毒功效，还会增加体内的毒素。因此天然食物才是排毒的最好选择。

花草茶——最原始的排毒瘦身法

我们的身体每天都会积累很多的毒素和废物，如果不及时排毒，身体状况就会每况愈下。要想清除这些废物，过度的刺激会让身体失衡，过与不及的方式都不是养生之道。了解身体的需要，给予身体所需的照料，身体自然会对你的付出有所回应，呈现出你所希望的模样。花草茶不但好喝，而且不像浓茶那样会引起失眠等问题，是排毒最便捷、简单的方法。不同的花草茶，其排毒功效各不相同，下面就让我们看一下各种花草茶的功效吧！

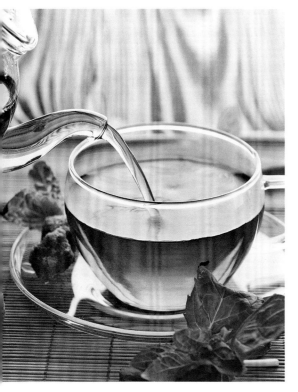

1. 迷迭香菊花茶

迷迭香、菊花都具有调节身心、清热解毒、疏肝养肝、稳定情绪，改善胸闷气短、气急、疲劳等现象的功效。神经过敏、容易忧心、多愁善感、生性悲观的人，常饮此茶能平衡身心、畅达情志。

2. 柠檬薰衣草茶

薰衣草是提神醒脑常用的花草，其挥发油成分能稳定中枢神经，具有消除紧张和压力、放松神经的功效。还具有使身心松弛、让身体获得充分休息、清新口气、助眠等功效。

3. 茉莉绿茶

茉莉花芳香怡人，所含的挥发油、醇类，不但可以疏肝解郁、调节气机，还能调节内分泌。茉莉花特有的香气，能祛除体内秽气、清新口气，通便效果较佳，可令人心旷神怡、精神抖擞。

4. 玫瑰菩提茶

菩提子具有清肠排毒、除烦解忧、宽心调气、镇痉止痛的功效。暴怒之后致肝胃作痛者，情绪起伏不平、压抑不畅、忧心忡忡者，都适合喝此茶来解压。长期坚持喝此茶，能增强人的心理承受能力。

5. 菊花决明子茶

决明子具有清肝明目、润肠通便之功效，可用于治疗目赤多泪、头痛、大便燥结等症。菊花具有疏风、解毒之功效，可用于治疗头痛、高血压、肿毒等症。

PART 1

益气养血篇

　　人体养生到底养什么？其实，万变不离其宗，女人养生的根本是养气血。女人要美丽健康，益气养血可谓一个不能少。正如《黄帝内经》所言："人之所有者，血与气耳。"只有养好气血，才能精力充沛、容光焕发、肌肤润泽，成为自信满分的美女。

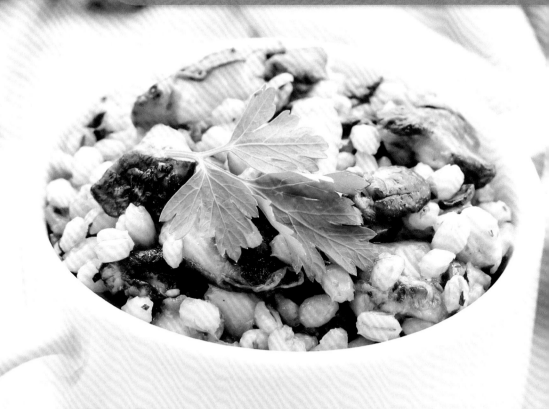

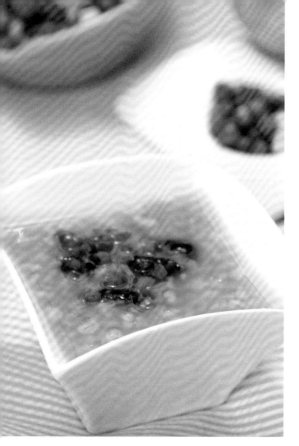

大麦红枣粥

材料

大麦	40 克
大米	40 克
红枣	适量
冰糖	8 克
葱	8 克

做法

1. 大麦、大米均洗净泡发；红枣洗净，切片；葱洗净，切花。
2. 锅置火上，倒入清水，放入大麦与大米，以大火煮开。
3. 加红枣、冰糖煮至浓稠状，撒上葱花即可。

养生功效

　　此品可补气养血、养心安神，适合心烦抑郁、闷闷不乐、失眠健忘的更年期综合征患者、低血压患者食用。

板栗桂圆炖猪蹄

材料

板栗	200 克
桂圆肉	100 克
猪蹄	2 只
盐	3 克

做法

1. 板栗入开水中煮5分钟，捞起剥膜，洗净，沥干；猪蹄斩块后，入沸水中氽烫捞起，冲洗干净。
2. 将板栗、猪蹄切块后放入炖锅中，加水煮开，改用小火炖70分钟，桂圆肉入锅中续炖5分钟，加盐调味即可。

养生功效

　　此品可益气养血、强健骨骼。一般人都可食用，是老年人、女性和术后者、失血者的食疗佳品。

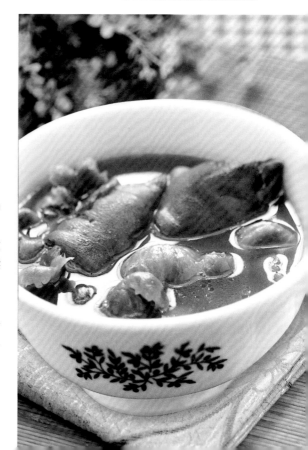

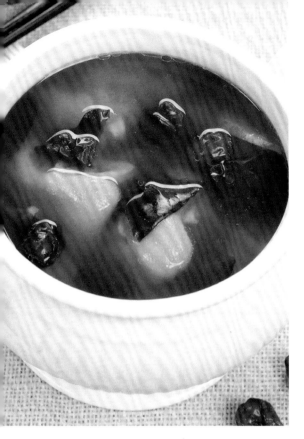

黑木耳猪蹄汤

材料

猪蹄	350 克
黑木耳	10 克
红枣	2 颗
盐	3 克
姜片	4 克

做法

1. 猪蹄洗净，斩块；黑木耳泡发后洗净，撕成小朵；红枣洗净。
2. 锅注水煮开，下猪蹄汆去血水，捞出洗净。
3. 砂锅注水煮开，下入姜片、红枣、猪蹄、黑木耳，大火煮开后改用小火煮2个小时，加盐调味即可。

养生功效

　　此品可补气养血、美容养颜、强筋壮骨，适宜筋骨痿弱、贫血、皮肤粗糙等人群食用。

牛奶鸡蛋小米粥

材料

牛奶	50 毫升
鸡蛋	1 个
小米	100 克
白糖	5 克
葱花	少许

做法

1. 小米洗净，浸泡片刻；鸡蛋煮熟后，剥壳切碎备用。
2. 锅置于火上，注入清水，放入小米，煮至八成熟。
3. 倒入牛奶，煮至米烂，再放入鸡蛋，加白糖调匀，撒上葱花即可。

养生功效

　　此品可补气健脾、美白养颜，适宜气虚、皮肤黝黑、脾胃虚弱的女性食用。

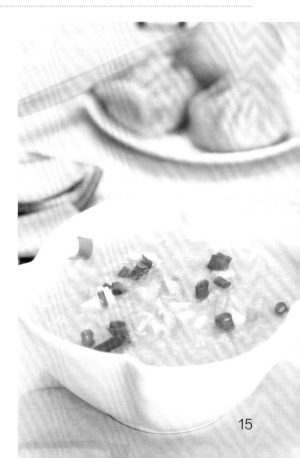

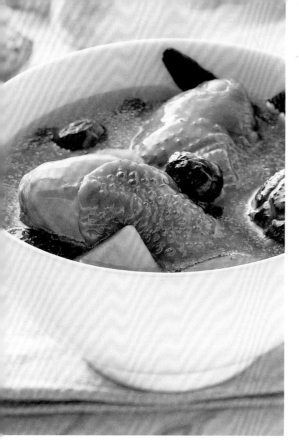

灵芝鸡腿汤

材料

香菇	2朵
鸡腿	2只
灵芝	3片
红枣	6颗
丹参	6克
杜仲	6克
干山药	6克

做法

1. 鸡腿洗净，以开水汆烫。
2. 炖锅中放入适量水烧开后，将全部材料入锅煮沸，再转小火炖约1个小时即可。

养生功效

本品可补益气血、健脾益胃、安神，适合神疲乏力、久咳气喘、虚劳、心悸、失眠、头晕、冠心病、硅肺、癌症等患者食用。

党参黄芪猪肝汤

材料

党参	10克
黄芪	15克
枸杞子	5克
猪肝	300克
盐	3克

做法

1. 猪肝洗净，切片。
2. 党参、黄芪洗净，放入煮锅中，加适量水以大火煮开，转小火熬成高汤。
3. 熬约20分钟，转中火，放入枸杞子煮约3分钟，放入猪肝片，待水沸腾，加盐调味即可食用。

养生功效

本品具有滋阴养血、养肝明目、益气补虚的功效，适合气虚、夜盲症、长时间在计算机前工作者食用。

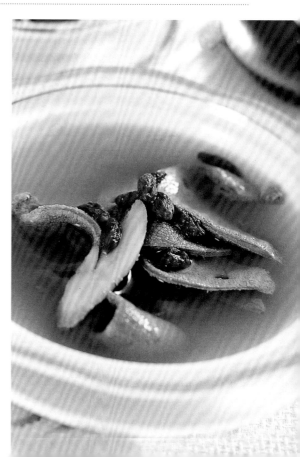

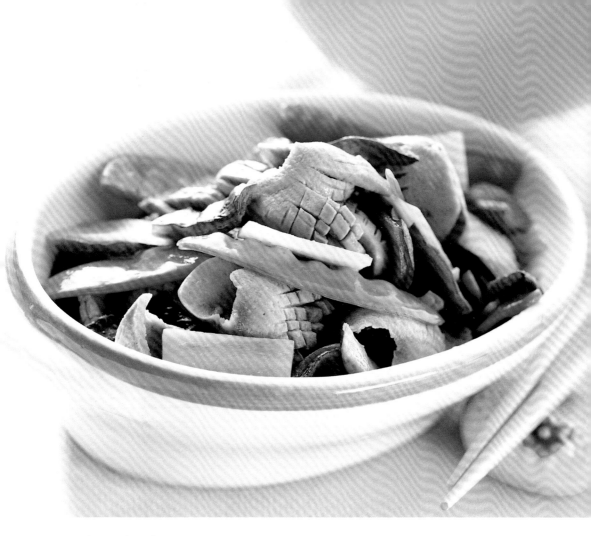

三色炒猪腰片

材料

猪腰	1 副
黑木耳	50 克
荷兰豆	50 克
胡萝卜	50 克
盐	4 克
食用油	少许

做法

1. 猪腰洗净对剖，剔去内面白筋，切花刀，汆去血水。
2. 黑木耳洗净去蒂，切片；荷兰豆撕去老筋，洗净；胡萝卜削皮，洗净切片。
3. 锅置火上，加入食用油烧热，先下黑木耳、荷兰豆、胡萝卜炒匀，将熟前下猪腰片煮熟，加盐调味即可。

养生功效

本品可益气养血、补肝益肾，适宜肾虚所致的腰酸痛、耳聋、水肿、小便不利者食用。

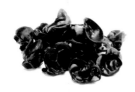

黑木耳：滋阴润肠、补肾养血

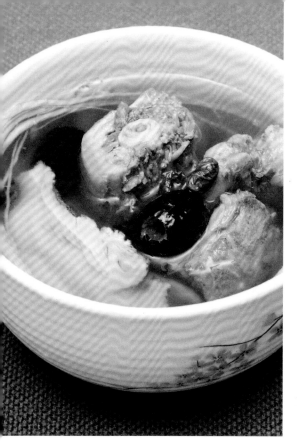

党参牛尾汤

材料

牛尾·························· 1 条
红枣·························· 50 克
牛肉·························· 250 克
牛筋·························· 100 克
黄芪、党参、当归、枸杞子、盐各适量

做法

1. 牛筋用水浸泡30分钟，再用水煮15分钟。
2. 牛肉洗净，切块；牛尾洗净斩成段备用。
3. 将除盐外的所有材料放入锅中，加适量水煮沸，转小火煮2个小时，加入盐调味即可。

养生功效

　　本品可补气养血、强壮筋骨，适宜气血不足、脾胃虚弱、劳倦乏力、气短心悸患者食用。

桂圆肉老鸭汤

材料

老鸭·························· 500 克
桂圆肉························ 20 克
姜···························· 少许
盐···························· 5 克

做法

1. 老鸭去毛和内脏洗净，切块，入锅氽烫；桂圆肉洗净；姜洗净切片。
2. 老鸭肉、桂圆肉、姜放入锅中，加适量水，小火慢炖2个小时，加入盐调味即可。

养生功效

　　老鸭肉有滋阴养胃、大补虚劳的作用；桂圆肉是传统的补血补益药，可补益心脾、养血宁神。食用本品对缓解压力、消除疲劳有很好的帮助。

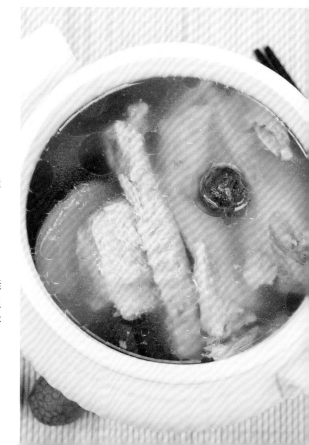

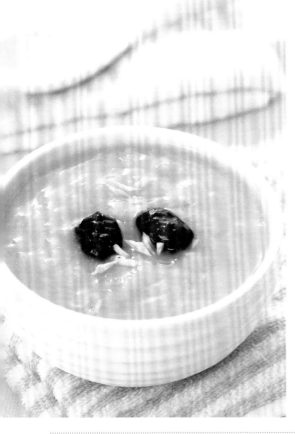

玉米党参粥

材料

玉米糁························· 120 克
党参··························· 15 克
红枣··························· 20 克
冰糖··························· 8 克

做法

1. 红枣去核，洗净；党参洗净，润透，切成小段，备用。
2. 锅置火上，注入清水，放入玉米糁煮沸后，下入红枣和党参。
3. 煮至粥浓稠、闻见香味时，放入冰糖调味，即可食用。

养生功效

　　本品可益气补血、滋补心脾，适宜高血压、高脂血症、动脉硬化患者，气血不足、心脾不足、面色萎黄、气短心悸等症患者食用。

玫瑰红枣茶

材料

干玫瑰花······················ 6 朵
无核红枣······················ 3 颗
黄芪·························· 2 片
枸杞子························· 5 克

做法

1. 将黄芪、枸杞子洗净；无核红枣切半；干玫瑰花用热开水浸泡片刻。
2. 将所有材料放入壶中，倒入热开水，浸泡约3分钟即可。

养生功效

　　本品可补血益气、调经止痛，适宜气血不足、月经不调、痛经、面色萎黄、爱美的女性饮用。

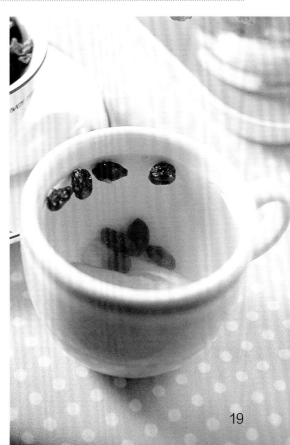

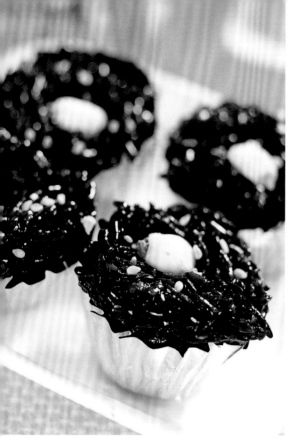

黑糯米糕

材料

黑糯米·······················500 克
莲子·························· 4 颗
白糖·······················150 克
白芝麻······················· 少许

做法

1. 用温水将黑糯米泡3个小时左右；莲子洗净去心。
2. 黑糯米中加入白糖，拌匀。
3. 再装入锡纸杯（模具）中，将莲子放入，蒸40分钟至熟，撒上白芝麻即可。

养生功效

　　本品可健脾益胃、补血益气，适宜慢性病、病后恢复期、身体虚弱、贫血、须发早白者及孕妇食用。

菠菜猪肝汤

材料

猪肝·······················150 克
菠菜·······················250 克
味精·························· 1 克
盐···························· 2 克
胡萝卜······················· 适量

做法

1. 将菠菜去根洗净，切成段；胡萝卜洗净，切片；猪肝洗净，切成片备用。
2. 锅内加适量清水，大火煮沸后，加入菠菜、猪肝、胡萝卜片，稍沸后，加入味精、盐调味即成。

养生功效

　　本品可养肝补血、润燥滑肠，适宜血虚痿弱者，视力减退、两目干涩者，大便秘结者食用。

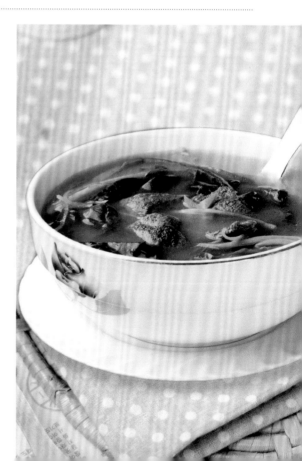

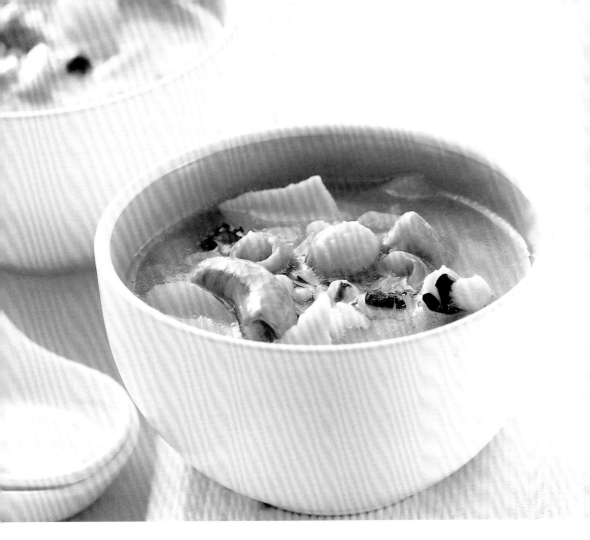

四神汤

材料

猪小肠·····························150 克
芡实·····························100 克
茯苓······························50 克
干山药·····························50 克
干品莲子·····························100 克
薏米·····························100 克
盐、米酒各适量

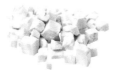

茯苓：利水渗湿、健脾和胃

做法

1.猪小肠洗净后汆烫，剪成小段。
2.芡实、茯苓、干山药、干品莲子、薏米洗净，和猪小肠一道入锅，加水至盖过材料，以大火煮开，转小火慢炖约30分钟。
3.加盐调味，淋上米酒即成。

养生功效

　　本品可健脾益胃、利水渗湿，适宜水肿、慢性腹泻、失眠多梦者食用。

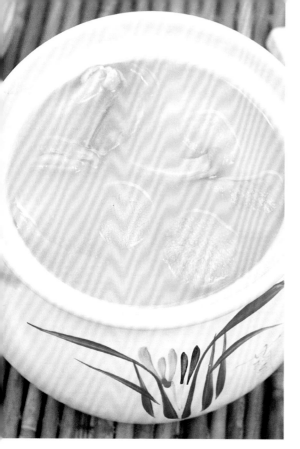

莲子猪肚汤

材料

猪肚	1副
莲子	50克
葱	适量
姜	适量
盐	适量

做法

1. 莲子洗净泡发，去心；猪肚洗净，内装莲子，用线缝合；葱洗净切丝；姜洗净切片。
2. 猪肚、莲子入锅中，加适量水煮开，放入葱丝、姜片煮至猪肚熟烂，加入盐调味即可。

养生功效

　　本品可健脾补气、养心安神，适宜脾胃气虚引起的胎漏下血、滑胎患者，脾肾两虚引起的胎动不安者食用。

双仁菠菜猪肝汤

材料

猪肝	200克
菠菜	100克
酸枣仁	适量
柏子仁	适量
盐	适量

做法

1. 酸枣仁、柏子仁装在棉布袋中，扎紧；猪肝洗净切片，氽烫；菠菜去头，洗净切段。
2. 棉布袋入锅中，加适量水熬成高汤，放入猪肝、菠菜，煮沸，加入盐调味即成。

养生功效

　　菠菜富含铁，是一种缓和的补血滋阴之品；柏子仁可养心安神，治虚烦不眠；猪肝富含铁和维生素K，也是理想的补血佳品之一。

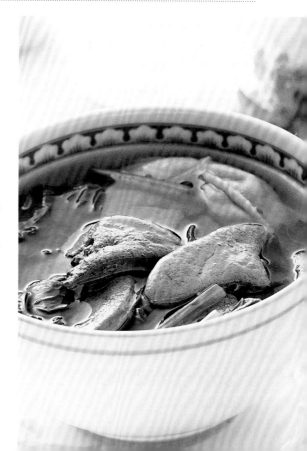

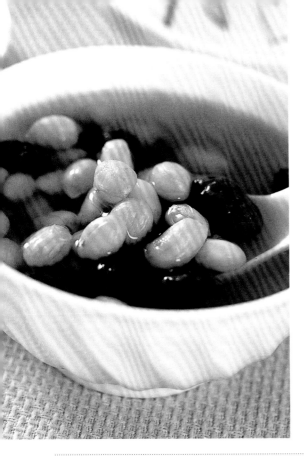

蜜饯红枣花生

材料

红枣·························· 50 克
红糖·························· 50 克
花生仁······················ 100 克

做法

1. 花生仁略煮一下放冷，与泡发的红枣一同放入煮花生仁的水中。
2. 再加适量冷水，用小火煮半个小时左右。
3. 加入红糖，待红糖溶化后，收汁即可。

养生功效

　　本品可补气生血、增加营养，适宜产后营养不良及恶性贫血、血小板减少症患者食用。

花生炒银鱼

材料

银鱼·························· 100 克
花生仁······················ 100 克
熟白芝麻···················· 10 克
青椒条、红椒条、盐、味精、料酒、香油、水淀粉、食用油各适量

做法

1. 银鱼处理干净加盐、料酒浸渍，以水淀粉上浆。油锅烧热，下银鱼炸至金黄色，入花生仁、青椒条、红椒条同炒片刻。
2. 调入味精炒匀，淋上香油拌匀，撒上熟白芝麻即可。

养生功效

　　本品可益气养血、补肾补虚，适宜气血亏虚者，脾胃虚弱之神疲乏力、消化不良、大便秘结者食用。

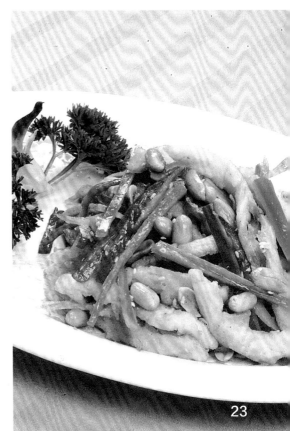

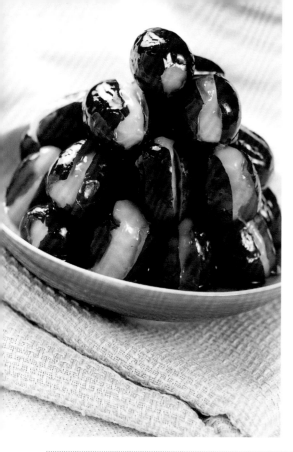

糯米红枣

材料
红枣·····························300 克
糯米粉·························50 克
冰糖·····························适量

做法
1. 将红枣洗净，去核备用。
2. 糯米粉加水拌匀，捏成小团，塞入红枣中。
3. 把红枣放入锅中，加入冰糖和适量水，上笼蒸至熟即可。

养生功效
　　本品可补中益气、健脾养胃，适宜胃虚食少、虚弱便溏、气血津液不足、营卫不和、心悸怔忡等症患者食用。

当归鲈鱼汤

材料
鲈鱼·····························1 条
当归·····························10 克
香菇·····························3 朵
枸杞子·························10 克
姜·································适量
盐·································适量
豆瓣酱·························适量

做法
1. 将鲈鱼宰杀，去鳃、鳞、内脏，洗净；姜洗净切片；枸杞子泡发。
2. 鲈鱼斩成几段；香菇泡发；当归切片。
3. 将上述材料放入碗中，入锅中炖40分钟后取出，加盐、豆瓣酱调味即可食用。

养生功效
　　本品可补血活血、健脾益气，适宜痛经、体虚的女性，病后虚弱者和产妇食用。

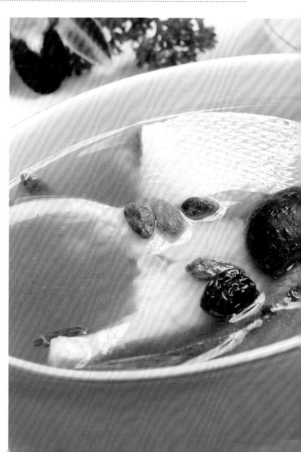

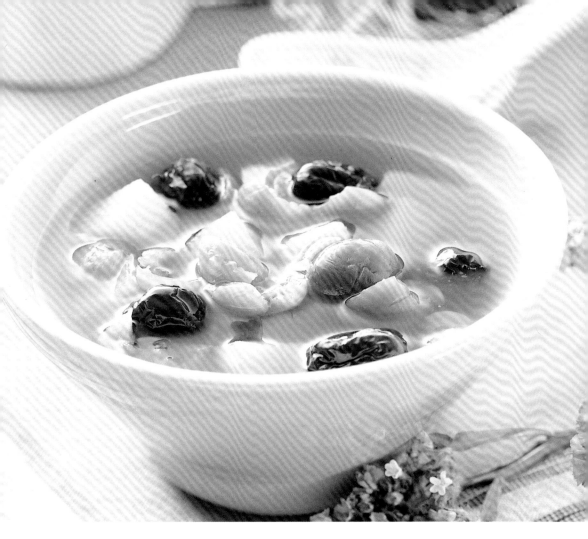

桂圆山药红枣汤

材料

桂圆肉·····················100 克
山药·······················150 克
红枣·························6 颗

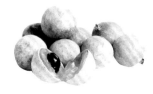

桂圆： 养血安神、补益心脾

做法

1. 山药去皮，洗净切块；红枣洗净。
2. 锅中加入适量水煮开，加入山药煮沸，再下红枣。
3. 待山药熟透、红枣松软，即可将桂圆肉剥散加入。
4. 待桂圆肉之香甜味渗入汤中，即可熄火。

养生功效

　　本品可健脾益胃、补血安神，适宜失眠、心悸、健忘、虚劳羸弱、脾胃虚弱、神经衰弱、自汗、盗汗者食用。

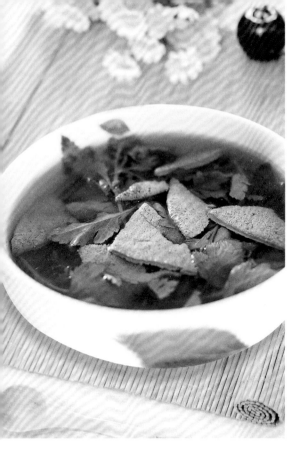

艾叶猪肝汤

材料

艾叶·························· 200 克
猪肝·························· 150 克
姜···························· 10 克
盐····························· 5 克
香油、胡椒粉、花雕酒、淀粉、高汤各适量

做法

1.艾叶洗净；猪肝洗净切片；姜切丝。

2.将猪肝片放入少许的盐、淀粉腌渍5分钟。

3.锅置火上，下入高汤煮开后，下入艾叶、盐、香油、胡椒粉、花雕酒、猪肝，煮5分钟至熟即可。

养生功效

　　本品可养肝补血、祛寒温经，适宜血虚便秘、失眠、虚寒腹痛、心血不足、手足不温者食用。

黄芪山药鲫鱼汤

材料

黄芪·························· 15 克
干山药························ 20 克
鲫鱼··························· 1 条
姜、葱、盐各适量

做法

1.将鲫鱼去鳞、鳃、内脏，洗净，在鱼两侧各划一刀备用；姜、葱洗净，切丝。

2.将黄芪、干山药放入锅中，加适量水煮沸，然后转小火熬煮约15分钟后转中火，放入鲫鱼煮约10分钟。

3.鲫鱼熟后，放入姜丝、葱丝、盐调味即可。

养生功效

　　鲫鱼可益气健脾，黄芪可益气补虚，山药可补益肺气。三者搭配同食，可提高机体免疫力，增强体质，对体虚反复感冒者有一定的食疗效果。

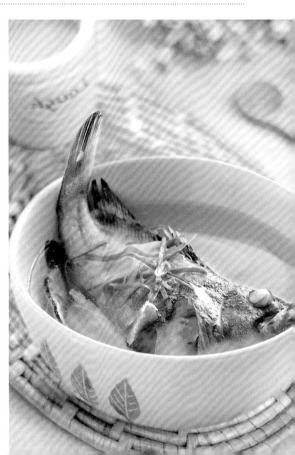

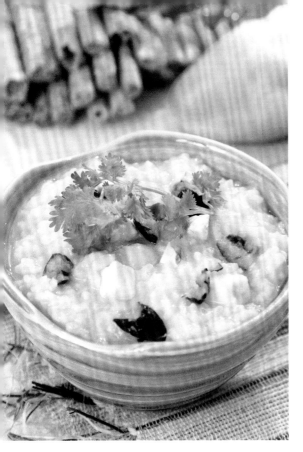

茯神莲子粥

材料

大米……………………… 100 克
茯神……………………… 20 克
红枣、莲子、白糖、香菜各适量

做法

1. 大米泡发洗净；红枣洗净，切成小块；茯神洗净；莲子洗净，泡发后去除莲子心。
2. 锅置火上，倒入适量清水，放入大米，以大火煮开，再放入莲子、茯神、红枣，转小火熬煮至粥呈浓稠状，调入白糖拌匀，撒上香菜即可。

养生功效

　　此粥可养心安神、增强记忆力，改善失眠、心悸等症状，还可健脾止泻。莲子中含有的铁有助于血红蛋白的合成，有养心安神的功效，能预防贫血，可使苍白、干燥的皮肤变得红润有光泽。

红枣何首乌芝麻粥

材料

红枣……………………… 20 克
何首乌…………………… 10 克
黑芝麻…………………… 少许
大米……………………… 100 克
红糖……………………… 10 克

做法

1. 何首乌入锅，倒入适量水煮开，去渣取药汁备用；红枣去核洗净；大米洗净泡发。
2. 锅入水、大米煮沸，兑入药汁，放入红枣、黑芝麻转小火煮成粥，调入红糖即可。

养生功效

　　本品可润肤美容、补血强身，适宜躁郁症、心神不宁的女性患者，肾虚、须发早白者，贫血者食用。

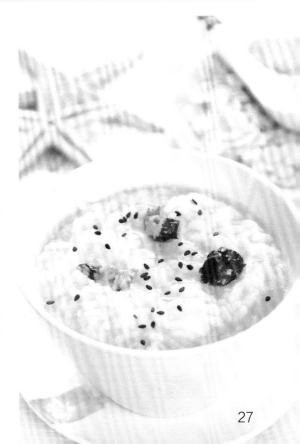

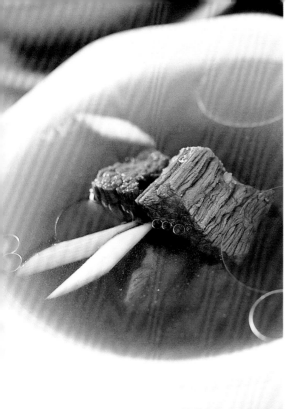

党参黄芪牛肉汤

材料

党参	20 克
黄芪	20 克
牛肉	250 克
盐	适量
葱段	适量

做法

1. 牛肉洗净，切块；党参、黄芪分别洗净，党参切段，与黄芪、牛肉同放于砂锅中，加适量水，大火煮开，撇去浮沫，加入葱段。
2. 转小火炖至牛肉熟烂，拣出黄芪，加入盐调味即可。

养生功效

　　党参、黄芪均有补气固表及健脾益胃的功效，牛肉可强健体魄、增强抵抗力。三者合用，对体质虚弱易感冒者有一定的补益效果。

黄芪枸杞子茶

材料

黄芪	30 克
莲子	15 克
枸杞子	15 克
白糖	适量

做法

1. 黄芪剪成条，同洗净后的莲子、枸杞子一起放入锅中。
2. 加500毫升水以大火煮开，转小火续煮30分钟，调入白糖即可饮用。

养生功效

　　本品可补肝明目、益气固表，适宜体质虚弱、容易疲劳、常感乏力者，脱肛、子宫下垂患者饮用。

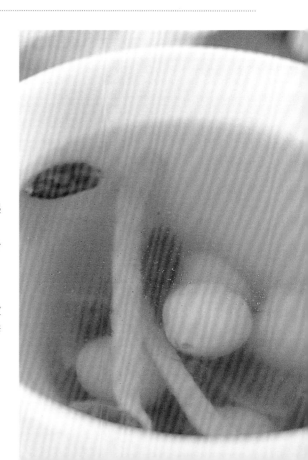

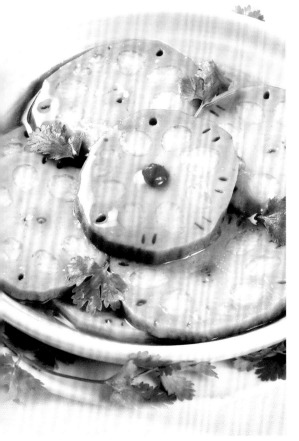

蜜制莲藕

材料

嫩莲藕······················ 100 克
肉桂······················ 10 克
八角······················ 10 克
糯米······················ 50 克
蜂蜜······················ 8 毫升
冰糖······················ 10 克
香菜、枸杞子各适量

做法

1. 嫩莲藕去皮洗净，灌入洗净的糯米；高压锅内放入灌好的莲藕、糯米、肉桂、八角、蜂蜜、冰糖。
2. 加水煲1个小时，待凉切片，摆盘，以均洗净的枸杞子和香菜装饰即可。

养生功效

　　本品可补益脾胃、养血生肌，适合缺铁性贫血、肝病、便秘等患者食用。

砂仁黄芪猪肚汤

材料

猪肚······················ 250 克
银耳······················ 20 克
西洋参······················ 25 克
砂仁······················ 10 克
黄芪、乌梅、盐各适量

做法

1. 银耳泡发，去蒂撕块；西洋参、黄芪洗净；乌梅洗净去核；砂仁洗净；猪肚洗净，氽烫切片。
2. 猪肚、黄芪、银耳、西洋参、乌梅、砂仁入瓦锅，煮沸后以小火煲2个小时，加盐调味即可。

养生功效

　　黄芪、猪肚均可补气健脾；银耳可滋阴益胃；砂仁可行气调中。诸药配伍可调和中焦，用于治疗脾胃气虚所致的自汗、盗汗等症。

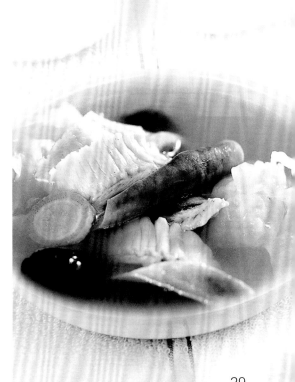

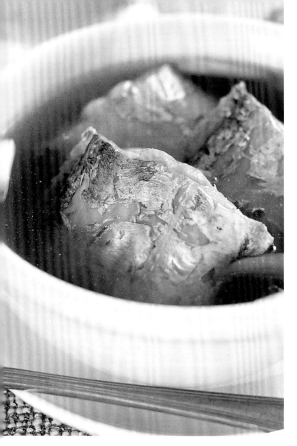

黄芪带鱼汤

材料
带鱼·························· 500 克
黄芪·························· 30 克
炒枳壳、食用油、盐、葱段、姜片各适量

做法
1. 黄芪、炒枳壳洗净，放入纱布袋扎紧口，制成药包。
2. 将带鱼去头、内脏，斩成段，洗净。
3. 锅入食用油烧热，将带鱼段入锅内稍煎，入水、药包、盐、葱段、姜片，煮至带鱼肉熟，拣去药包即成。

养生功效
　　带鱼可补脾益气，黄芪可益气固表，枳壳能行气散结。三者合用，可通过行气散结、益气和补虚来防治气虚、气郁。

香菇桂圆肉鸡粥

材料
香菇·························· 6 朵
桂圆肉························· 15 克
鸡腿·························· 1 只
大米·························· 75 克
盐··························· 5 克
葱花·························· 适量

做法
1. 鸡腿洗净剁块；香菇泡发，切片；大米洗净，泡发。
2. 将大米入锅中，加适量水煲开，再入香菇、鸡腿块、桂圆肉，以中小火熬煮成粥，加盐调味，撒上葱花即可。

养生功效
　　本品可补血养颜、益气补虚，适宜血虚引起的月经不调患者、体质虚弱的患者食用。

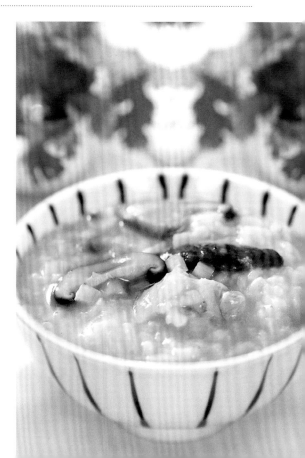

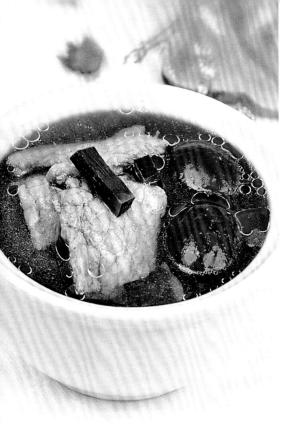

灵芝红枣瘦肉汤

材料

猪瘦肉·························· 300 克
灵芝····························· 4 克
红枣····························· 适量
盐······························· 5 克

做法

1. 将猪瘦肉清洗干净、切片；灵芝、红枣洗净，灵芝切小块，备用。
2. 净锅上火倒入水，下入猪瘦肉煮开，捞去浮沫，下入灵芝、红枣煲至熟，调入盐即可。

养生功效

　　灵芝可补心血、安心神；红枣可补气养血；猪肉可健脾补虚。三者同用，可调理心脾功能，改善因气血不足所致的失眠症状。

章鱼花生猪蹄汤

材料

猪蹄····························· 250 克
章鱼干··························· 40 克
花生仁··························· 20 克
盐······························· 适量
绿豆芽、枸杞子各适量

做法

1. 将猪蹄洗净、切块，汆烫；章鱼干用温水泡透至回软；花生仁用温水浸泡备用。
2. 净锅上火入水，调入盐，下入猪蹄、花生仁煲至快熟时，再下入章鱼干同煲至熟，放上绿豆芽和枸杞子装饰即可。

养生功效

　　本品可补虚下乳、益气养血，适宜产后气血不足、乳少或无乳者食用。

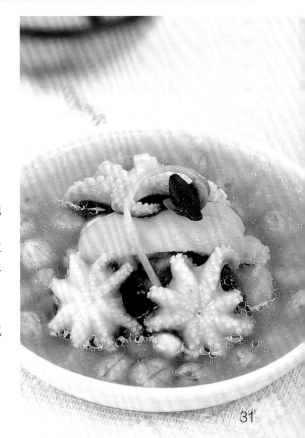

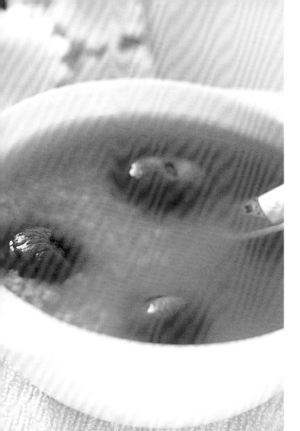

桂圆小米粥

材料

桂圆干···························· 30 克
小米······························ 100 克
红糖······························ 20 克

做法

1. 将桂圆干去壳取肉，与淘洗干净的小米一起放入锅中。
2. 加800毫升水，用大火煮开后转小火。
3. 熬煮成粥，调入红糖即成。

养生功效

　　本品可补气养血、养心安神，脾胃虚弱、贫血、心悸失眠、心烦不安、更年期综合征的女性患者食之尤宜。

黑米赤小豆椰汁粥

材料

黑米······························ 60 克
赤小豆···························· 30 克
椰汁······························ 适量
陈皮······························ 适量
冰糖······························ 适量

做法

1. 黑米、赤小豆均洗净泡发；陈皮洗净、切成丝。
2. 锅置火上，放入清水、黑米、赤小豆煮至开花。
3. 入椰汁、陈皮、冰糖同煮至浓稠状即可。

养生功效

　　本品可补肾、滋阴、养血，适宜面色萎黄、大便秘结、小便不利、肾虚水肿者食用。

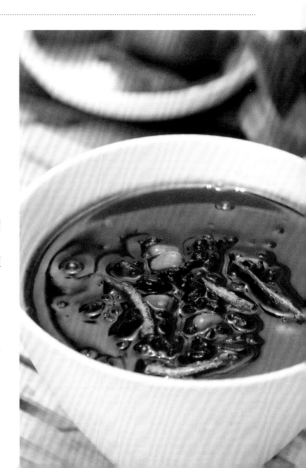

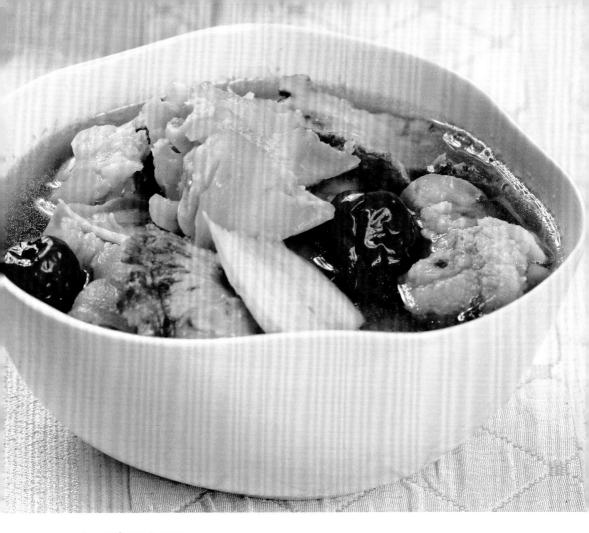

三七猪蹄汤

材料

三七（鲜品）·············· 20 克
当归·············· 10 克
猪蹄·············· 250 克
红枣·············· 5 颗
盐·············· 适量
姜片·············· 适量

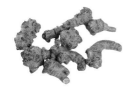

三七： 活血化淤、散血止血

做法

1. 猪蹄剃去毛，处理干净后用水洗净，在沸水中煮2分钟捞出，过冷水后，斩块备用。
2. 除盐之外的其他材料均洗净备用。
3. 将以上材料放入锅内，加水没过所有材料，大火煮沸后，转小火煮2.5~3个小时，待猪蹄熟烂后加入盐调味即可。

养生功效

三七具有活血化淤、散血止血的作用，既止血又化淤，药效显著，有止血不留淤、活血不伤正的特点，尤其适宜出血兼有血淤者；当归既活血又补血，为补血调经第一药；猪蹄可益气补虚、美容养颜，气血亏虚的女性可以常食用。

33

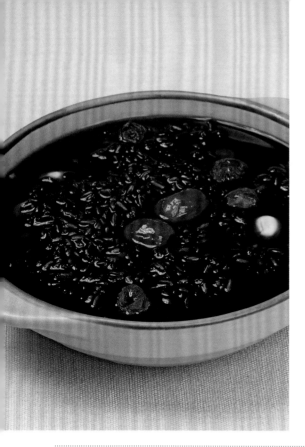

莲子紫米粥

材料

莲子·························· 25 克
紫米·························· 100 克
桂圆肉······················ 40 克
红枣·························· 5 颗
白糖·························· 适量

做法

1. 莲子洗净、去心；紫米洗净后以热水浸泡。
2. 红枣洗净，泡发，待用。
3. 砂锅洗净，倒入泡发的紫米，加适量水，用中火煮滚后转小火，再放进莲子、红枣、桂圆肉，续煮40～50分钟，直至粥变黏稠，加入白糖调味即可。

养生功效

　　莲子可健脾益气；紫米可养血生津；红枣、桂圆肉可补血安神。四者搭配，对妊娠贫血有较好的食疗效果。

阿胶牛肉汤

材料

阿胶粉······················ 15 克
牛肉·························· 100 克
米酒·························· 20 毫升
姜片·························· 10 克
红糖·························· 适量

做法

1. 将牛肉洗净，去筋切片。
2. 牛肉片与姜片、米酒一起放入砂锅，加适量水，用小火煮30分钟。
3. 再加入阿胶粉，并不停地搅拌，至阿胶粉溶化后加入红糖，搅拌均匀即可。

养生功效

　　阿胶性味甘平，能补血止血、滋阴润燥；牛肉可健脾补血，与阿胶配伍能温中，配伍姜、米酒，更增温补脾胃、理气之功。

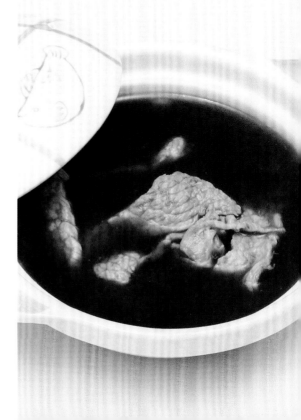

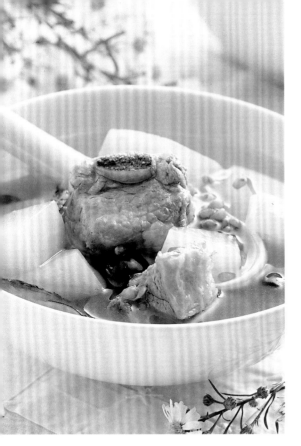

小麦红枣排骨汤

材料

小麦	100 克
红枣	10 颗
甘草	15 克
白萝卜	250 克
猪排骨	250 克
盐	5 克

做法

1. 小麦淘净，以清水浸泡1个小时，沥干；红枣、甘草洗净。
2. 猪排骨洗净斩块，氽烫，捞起洗净；白萝卜削皮，洗净，切块。
3. 将以上材料放入锅中，加适量水，以大火煮沸后转小火炖约40分钟，加盐调味即可。

养生功效

　　小麦有养心安神的功效，红枣、甘草都能补脾益气，三味配伍有补益心脾之效。

黄花菜炒牛肉

材料

牛瘦肉	250 克
黄花菜	150 克
红甜椒	适量
黄甜椒	适量
盐	适量
食用油	适量

做法

1. 牛瘦肉洗净切条，以盐腌渍30分钟；红甜椒、黄甜椒均洗净，去籽后切成长条；黄花菜洗净，备用。
2. 起油锅，放入牛瘦肉炒2分钟，取出，放入黄花菜、红甜椒、黄甜椒炒熟，最后加牛瘦肉炒熟即可。

养生功效

　　本品可补益气血、养心安神，适宜脾胃虚弱、气血不足、失眠者食用。

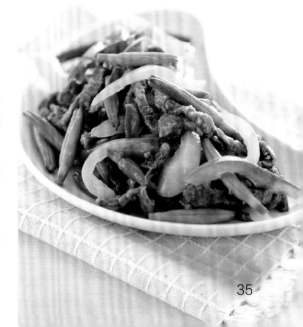

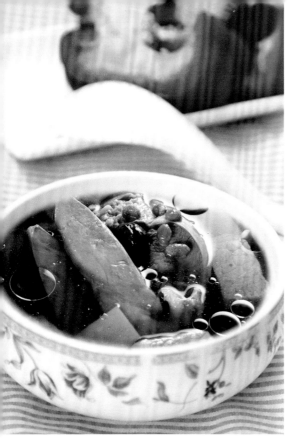

枸杞子红枣炖猪心

材料

猪心·························· 1 副
猪肉·························· 100 克
枸杞子····················· 10 克
红枣、姜、盐、香油、料酒、高汤各适量

做法

1. 将枸杞子泡发洗净；猪心洗净，切块；猪肉切块；姜去皮，切片。
2. 锅置火上，爆香姜片，放入高汤，待汤沸，下猪心、猪肉氽烫一下，捞出。
3. 转入砂锅中，放入料酒、红枣、枸杞子，炖约60分钟至熟烂，调入盐，淋上香油，拌匀即可。

养生功效

　　本品可养心安神、滋阴养肝、补益气血，适合更年期女性食用，可改善面色苍白、失眠多梦等症。

红枣核桃仁乌鸡汤

材料

红枣·························· 8 颗
核桃仁······················ 20 克
乌鸡·························· 250 克
盐···························· 3 克
姜片·························· 5 克
枸杞子······················ 10 克

做法

1. 将乌鸡洗净，斩块氽水；红枣、核桃仁洗净。
2. 净锅上火倒入水，调入盐、姜片、葱花，下入乌鸡、红枣、核桃仁、枸杞子。
3. 煲至乌鸡熟烂即可。

养生功效

　　本品具有滋补肝肾、益气补血、滋阴清热、调经活血、调经止带、安神益智、润肠通便等功效，特别是对女性的气虚、血虚、脾虚、肾虚等症尤为有效。

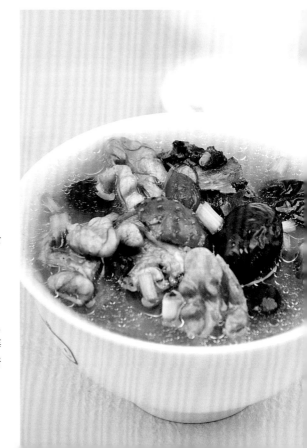

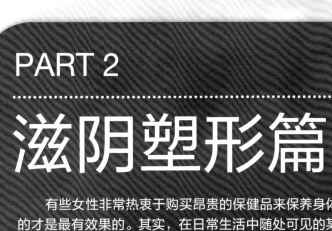

PART 2
滋阴塑形篇

　　有些女性非常热衷于购买昂贵的保健品来保养身体，认为贵的才是最有效果的。其实，在日常生活中随处可见的某些食物，都是不可多得的天然滋养品，用这些食物制成药膳经常食用，不仅能远离疾病、保持健康，还能让女性朋友们拥有美丽的容颜、优美的体态。下面这一章将为你介绍有滋阴塑形功效的药膳。

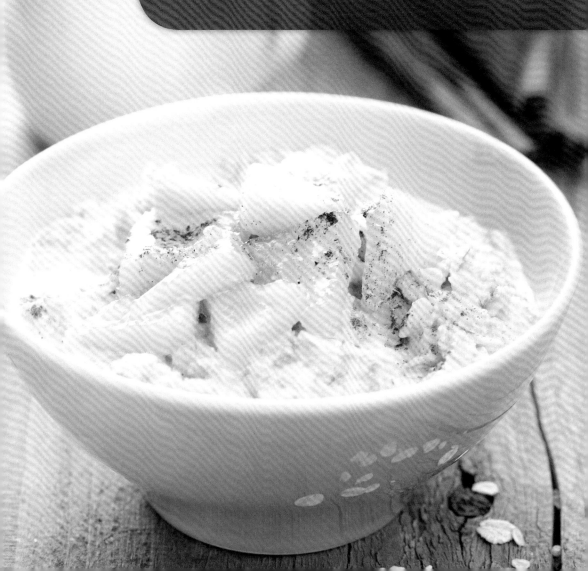

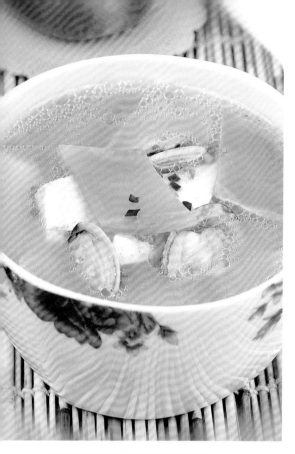

莴笋蛤蜊煲

材料

莴笋·························· 175 克
豆腐·························· 100 克
蛤蜊··························· 75 克
盐······························· 3 克
葱花···························· 5 克
红椒末······················· 适量
食用油······················· 适量

做法

1. 莴笋去皮切片；豆腐洗净切片；蛤蜊洗净。
2. 净锅上火倒入食用油，将葱花爆香，下入莴笋煸炒，倒入水煮开，下入豆腐煲10分钟，下入蛤蜊煲至开口后加盐调味，撒上红椒末装饰即可。

养生功效

本品可清热解毒、滋阴润燥，适宜肺热咳嗽、干咳咽痛、水肿、高脂血症患者食用。

银耳莲子甜汤

材料

银耳·························· 100 克
莲子···························· 20 克
百合···························· 10 克
红枣···························· 6 颗
山药···························· 30 克
冰糖···························· 适量

做法

1. 银耳洗净泡开，撕成小朵；红枣划几个口。
2. 银耳、莲子、百合、红枣同时入锅煮约20分钟，待莲子、银耳软了，即将已去皮切块的山药放入一起煮。
3. 最后放入冰糖调味即可食用。

养生功效

本品可健脾养心、滋阴润肺，适宜思虑过度、失眠、咽干口燥者食用。

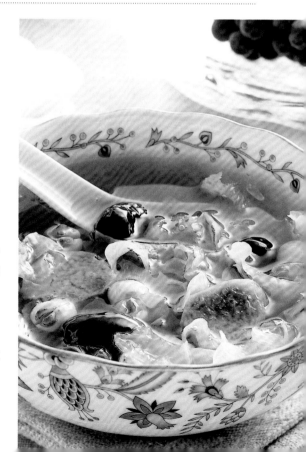

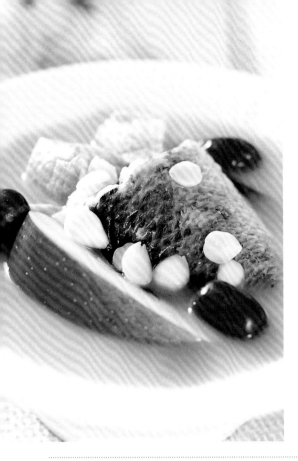

杏仁苹果生鱼汤

材料
杏仁·························· 25 克
苹果·························· 450 克
生鱼·························· 500 克
猪瘦肉······················· 150 克
红枣·························· 3 颗
姜、食用油、盐各适量

做法
1. 油锅烧热，生鱼洗净煎至金黄；猪瘦肉洗净切块汆烫；杏仁泡发去皮、尖；苹果洗净去核，切块；姜洗净切碎。
2. 锅入适量水，煮沸后加入除盐外的所有材料，大火煮开后，改小火煲1个小时，加盐调味即可。

养生功效
　　本品可滋阴润肺、健胃补虚，适宜肺虚咳嗽、便秘、水肿、小便不利者食用。

党参红枣冰糖汁

材料
党参·························· 10 克
红枣·························· 15 克
冰糖·························· 10 克

做法
1. 党参、红枣洗净后放入锅中，加入水，以小火加热至沸腾，续煮10分钟。
2. 加入冰糖搅拌至糖溶化后熄火，稍晾凉后即可饮用。

养生功效
　　本品可滋阴润肺、补血益气，适宜脾肺虚弱、气短心悸、食少便溏、虚喘咳嗽、内热消渴者饮用。

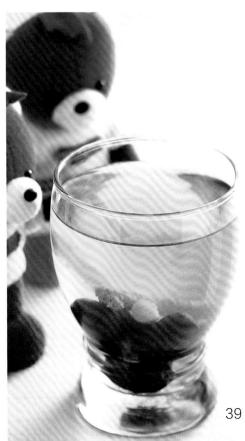

蜂蜜杨桃汁

材料

杨桃·························· 1 个

蜂蜜·························· 适量

做法

1.将杨桃洗净，切小块，放入榨汁机中。

2.倒入凉开水和蜂蜜，搅打成果汁即可。

养生功效

　　本品可润肠通便、滋阴解渴。一般人都可饮用，尤其适合便秘者，咽干口燥、易上火者，肺热咳嗽者饮用。

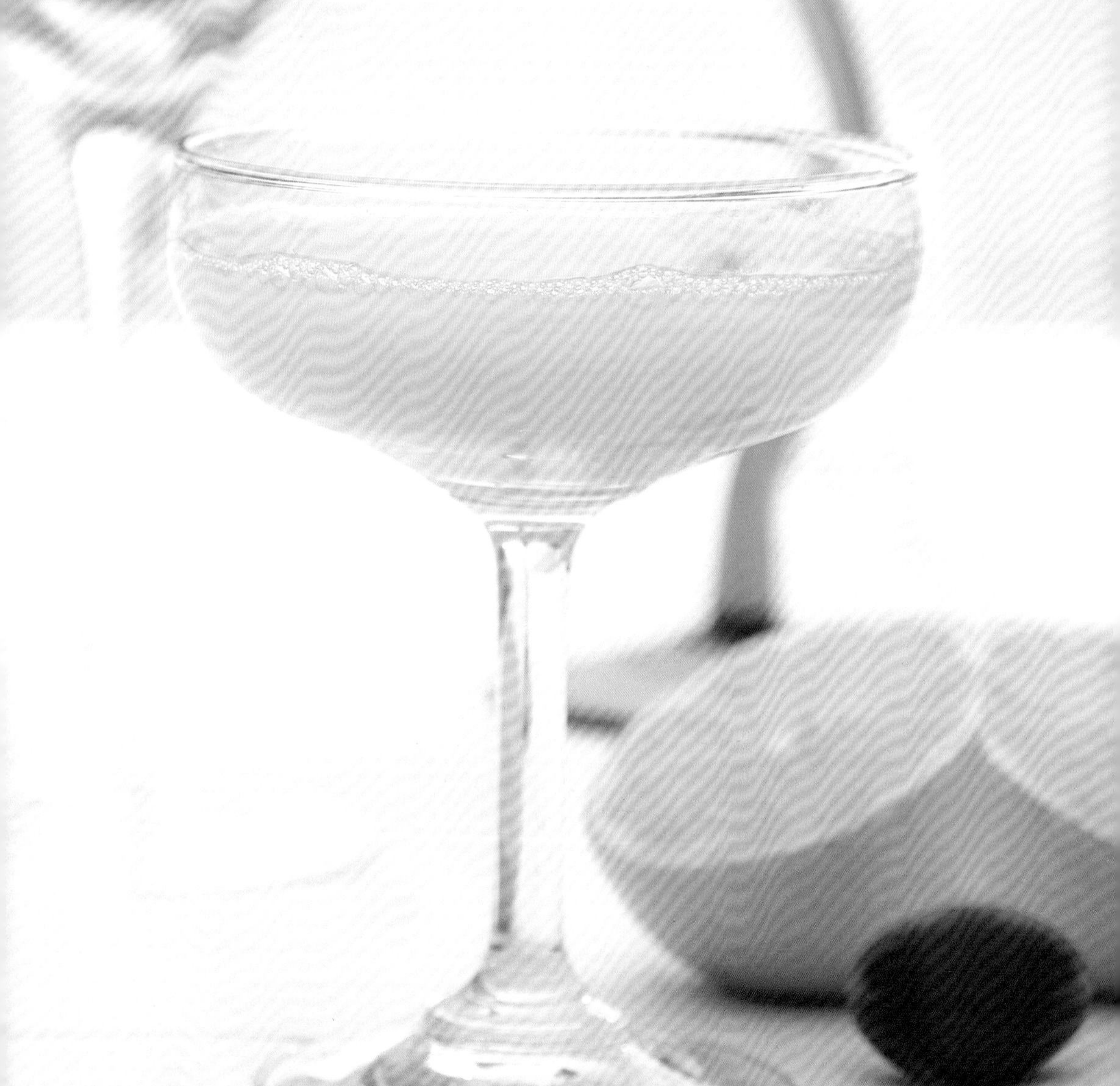

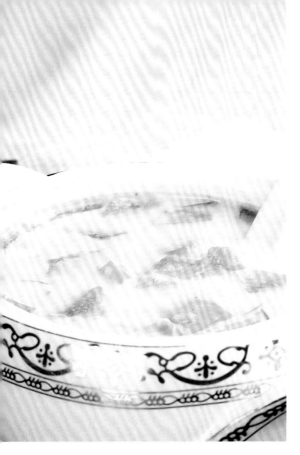

木瓜牛奶甜汤

材料

木瓜……………………… 150 克
低脂牛奶………………… 200 毫升
白糖……………………… 适量

做法

1. 木瓜去皮、瓤，切块。
2. 把木瓜放入榨汁机中，加入低脂牛奶、白糖，搅拌均匀即可饮用。

养生功效

　　木瓜是深受女性喜爱的减肥圣品，营养丰富，可以帮助女性塑造优美形体。

雪梨西红柿汤

材料

雪梨……………………… 2 个
西红柿…………………… 50 克
洋葱……………………… 50 克
芹菜……………………… 50 克
奶油、番茄酱、盐、葱花各适量

做法

1. 西红柿洗净去皮切块；雪梨去皮切粒；洋葱洗净切丝；芹菜洗净焯熟切粒。
2. 锅上火，入奶油加热，下入洋葱丝、西红柿炒软，倒入清水，再加雪梨和番茄酱、芹菜粒、盐煮开，撒上葱花即可。

养生功效

　　本品可生津止渴、滋阴润肺，适合癌症、口疮、干咳痰少、热病口渴、大便干结患者及饮酒过度者食用。

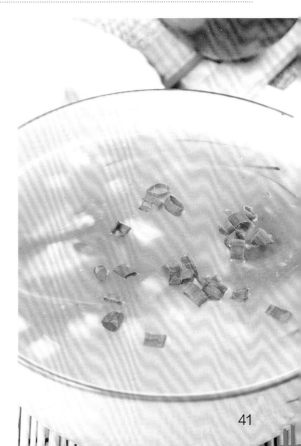

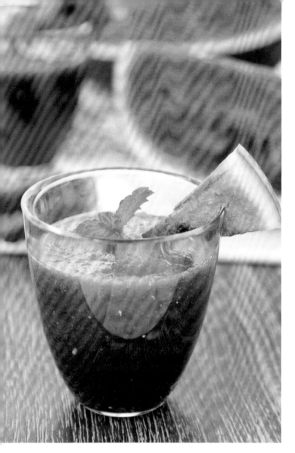

西瓜银耳汁

材料

西瓜······················ 60 克
红毛丹····················· 60 克
银耳、冰糖、薄荷叶各适量

做法

1. 银耳泡水，去除蒂头，撕小朵，放入开水中烫熟，捞起沥干。
2. 西瓜去皮、籽，切块；红毛丹去皮、去核，备用。
3. 冰糖加适量水熬成汁，待凉。
4. 西瓜、红毛丹、银耳、冰糖汁放入榨汁机中榨汁后，过滤倒入杯中，拌匀，用薄荷叶和西瓜片装饰即可。

养生功效

本品可滋阴生津、滋润肌肤。虚劳咳嗽、痰中带血、津少口渴、病后体虚、小便不利、咽干者皆可饮用。

银耳木瓜羹

材料

红枣······················ 2 颗
银耳······················ 50 克
木瓜······················ 50 克
西米······················ 100 克
白糖······················ 20 克

做法

1. 西米洗净泡发，入锅中，加入适量水；将银耳泡发，洗净去蒂，摘成小朵，放入锅中。
2. 加进白糖和红枣，拌匀；木瓜去皮、籽，洗净，切块，放入电饭锅中，设定煮粥键，煮至开关跳起即可。

养生功效

银耳既有补脾开胃的功效，又有益气清肠、滋阴润肺的作用。既能增强人体免疫力，又可增强肿瘤患者对放疗、化疗的耐受力。本品具有补血养阴、润肺止渴、美颜润肤的功效。

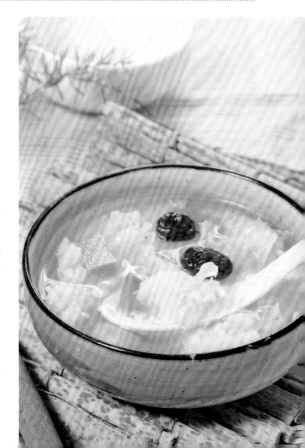

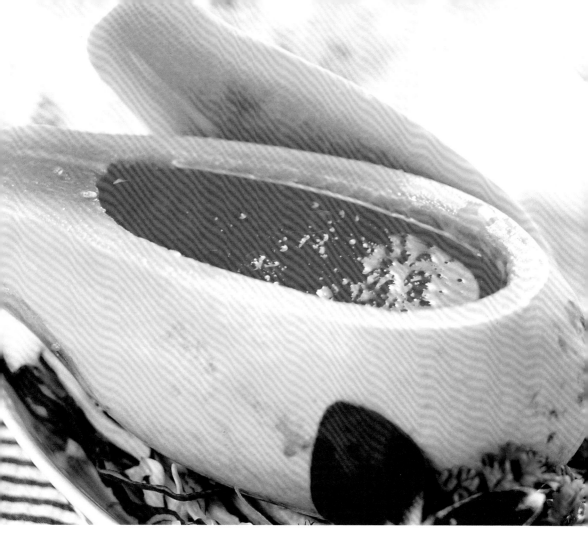

木瓜冰糖炖燕窝

材料
木瓜……………………… 1 个
燕窝……………………… 10 克
冰糖……………………… 适量

做法
1. 木瓜洗净，切一部分作盖子，挖出果肉，当作容器；燕窝用水泡发好备用。
2. 锅中加水煮开，木瓜肉、燕窝一起入炖盅，用小火隔水炖30分钟。
3. 调入冰糖，盛入木瓜容器中即可。

养生功效
　　本品可滋阴丰胸、益气补虚，适宜心悸失眠、头晕目眩、咳嗽、咯血、反胃干呕、夜尿频多等患者食用。

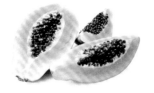

木瓜： 消暑解渴、祛湿和胃

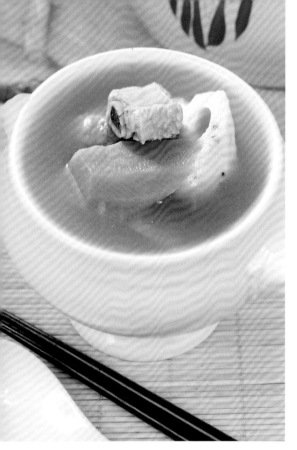

莲藕萝卜排骨汤

材料
莲藕······························ 200 克
胡萝卜···························· 150 克
猪排骨···························· 500 克
白术······························ 20 克
姜、盐各适量

做法
1. 莲藕刮去须、皮，洗净，切滚刀块；胡萝卜洗净，切块；姜洗净去皮，切片。
2. 猪排骨斩块，洗净，氽烫。
3. 瓦锅加适量水，放入以上材料和姜片、白术，大火煲滚后，改用小火煲3个小时，加盐调味即可。

养生功效
　　莲藕有养阴清热、凉血化淤的功效，与胡萝卜、猪排骨、白术煲汤，滋补功效更佳，适宜各种热性出血病症患者及缺钙者食用。

杨桃酸奶汁

材料
杨桃······························ 2 个
白糖水···························· 适量
酸奶······························ 适量
蓝莓汁···························· 适量

做法
1. 杨桃洗净切片。
2. 将杨桃片和其他材料装入搅拌机中。
3. 再加入适量清水，搅拌均匀，用杨桃片装饰即可。

养生功效
　　本品可消食开胃、滋阴生津，适宜食欲不振、高脂血症、高血压、癌症、咽干口燥、便秘者饮用。

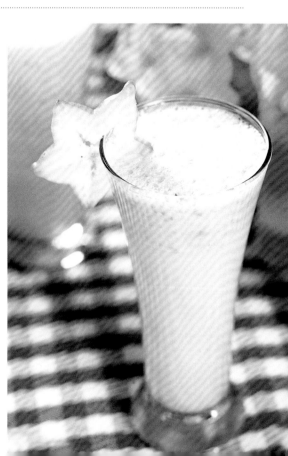

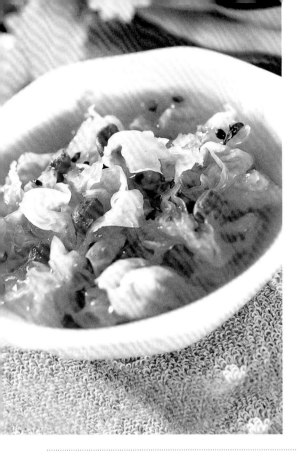

银耳枸杞子高粱羹

材料

银耳·························· 20 克
高粱·························· 50 克
枸杞子························· 适量
白糖·························· 少许

做法

1.银耳泡发后去蒂头，撕成小朵。
2.将银耳、高粱、枸杞子放入锅中，加水煲熟。
3.最后加入白糖调味即可。

养生功效

本品可滋阴、润肺、祛燥，适宜肺虚干咳、咽干口燥、便秘、胃阴亏虚之胃痛者食用。

茯苓西瓜皮汤

材料

茯苓·························· 30 克
薏米·························· 20 克
西瓜皮························· 200 克
去核蜜枣······················ 5 颗
冬瓜、盐各适量

做法

1.将西瓜皮、冬瓜洗净，切块；茯苓、薏米、去核蜜枣洗净。
2.往瓦锅内加2000毫升清水，煮沸后加入茯苓、薏米、西瓜皮、冬瓜、去核蜜枣，大火煲开后改小火煲3个小时，调入盐调味即可。

养生功效

茯苓、薏米可健脾渗湿；西瓜皮、冬瓜可利水消肿，且热量低。肥胖患者常饮用此汤，可有效防止脂肪堆积，达到减肥瘦身的目的。

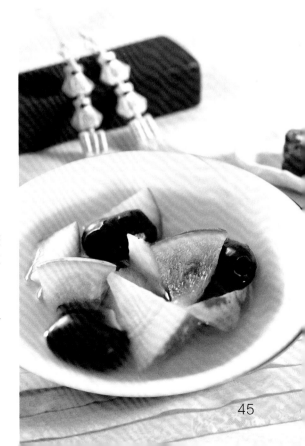

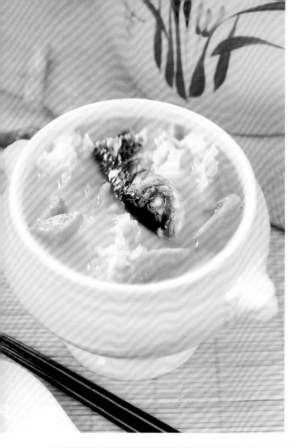

银耳木瓜鲫鱼汤

材料

银耳·····················20 克
木瓜·····················400 克
鲫鱼·····················500 克
蜜枣·····················3 颗
姜、食用油、盐各适量

做法

1. 鲫鱼洗净切段；姜洗净切片；锅中下食用油、姜片，将鲫鱼两面煎至金黄色。
2. 银耳浸泡，去除根蒂硬结部分，撕成小朵，洗净；木瓜去皮、去瓤，切块；蜜枣洗净。
3. 将适量清水放入瓦锅内，煮沸后加入以上材料，大火煲20分钟，加盐调味即可。

养生功效

　　银耳具有益气润肠、滋阴润肺之效，与木瓜、鲫鱼煲成汤食用，对气阴亏虚者有明显的改善作用。

葛根荷叶蛙肉汤

材料

蛙肉·····················250 克
鲜葛根····················120 克
鲜荷叶····················15 克
盐·······················适量

做法

1. 将蛙肉洗净，切小块；鲜葛根去皮，洗净，切块；鲜荷叶洗净切丝。
2. 把以上材料一齐放入锅内，加适量清水，大火煮沸，转小火煮1个小时。
3. 加盐调味即可。

养生功效

　　葛根富含葛根素、微量元素等生物活性物质，对改善微循环、消脂减肥有很好的作用；荷叶中的生物碱也有降血脂之功用；蛙肉富含蛋白质，而脂肪含量少。三者搭配食用，对肥胖症患者有一定的食疗效果。

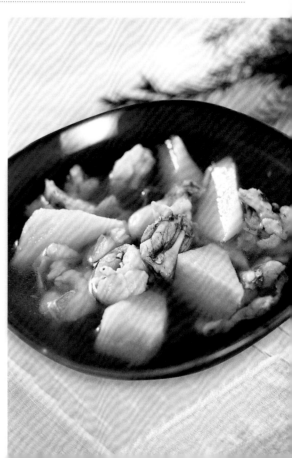

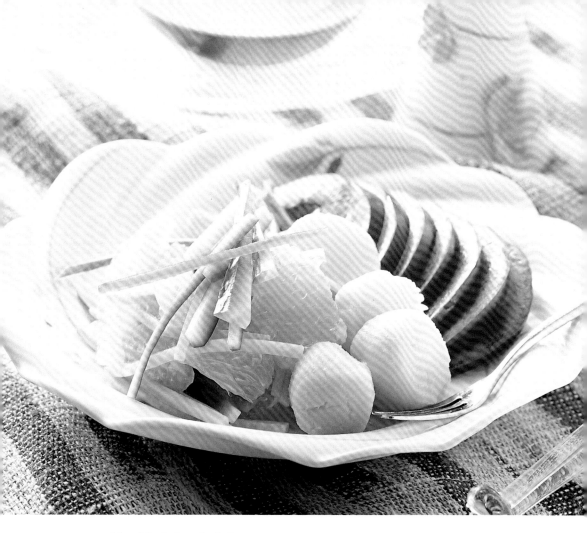

干贝葡萄柚沙拉

材料
生干贝·····················6 粒
葡萄柚·····················1 个
西红柿·····················1 个
小黄瓜·····················1 根

做法
1.生干贝入沸水中烫熟，捞出沥干水分。
2.葡萄柚削皮，挖取果肉。
3.西红柿洗净，去蒂，切片。
4.小黄瓜洗净，切丝。
5.将以上材料盛在盘内即成。

养生功效
　　本品可滋阴补肾、开胃消食，适宜食欲不振、耳聋、口腔溃疡、蜂窝组织炎、月经不调、消化不良、小便不利者食用。

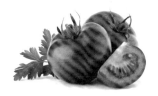

西红柿： 清热止渴、健胃消食

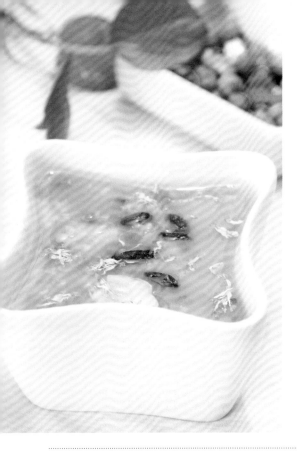

百合菊花绿豆粥

材料

百合	30 克
绿豆	80 克
菊花	适量
盐	2 克
枸杞子	适量

做法

1. 绿豆洗净泡发；百合洗净，切片；菊花、枸杞子洗净备用。
2. 锅置火上，倒入清水，放入绿豆煮至开花。
3. 加入百合和枸杞子同煮至浓稠状，调入盐拌匀，撒上菊花即可。

养生功效

　　本品可养心安神、滋阴润肺，适宜咽喉肿痛、内火旺盛、长期在计算机前工作、心烦失眠患者食用。

女贞子蜂蜜饮

材料

女贞子	8 克
鸡蛋	1 个
雪糕	1 个
橙汁	10 毫升
百香果汁	25 毫升
蜂蜜	10 毫升
冰块	适量

做法

1. 取适量冰块放入搅拌机中，再打入鸡蛋；女贞子洗净煎水备用。
2. 再加入雪糕、蜂蜜、橙汁、百香果汁、女贞子汁，一起搅打成汁即可饮用。

养生功效

　　本品可滋阴生津，适宜肝肾阴虚引起的动脉硬化、头晕目眩、腰酸耳鸣、须发早白、便秘等症患者饮用。

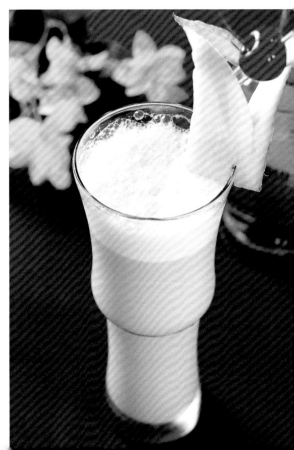

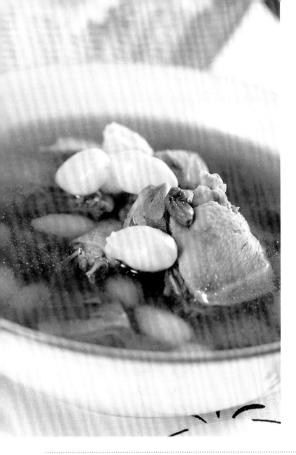

银杏炖乳鸽

材料

银杏……………………… 30 克
乳鸽……………………… 1 只
枸杞子…………………… 10 克
盐………………………… 适量

做法

1. 将银杏去外壳，去心；枸杞子洗净；乳鸽洗净斩块。
2. 锅中加水煮开，下入乳鸽汆去血水后捞出。
3. 将银杏、乳鸽、枸杞子一同放炖锅内，加2000毫升水，置大火上煮沸，再用小火炖2个小时，加盐即成。

养生功效

本品可补益肺气、滋阴补肾，适宜产后体虚、肺虚久咳、心悸失眠、贫血、阴虚者食用。

小油菜拌金针菇

材料

小油菜…………………… 200 克
金针菇…………………… 150 克
盐………………………… 3 克
黄油……………………… 10 克
胡椒粉、白醋各适量

做法

1. 小油菜洗净切段；金针菇切根部洗净。
2. 锅内加清水，煮开后放入盐、黄油、小油菜和金针菇，焯水后捞出盛盘。
3. 金针菇内加入胡椒粉、白醋调匀，铺于小油菜上即可。

养生功效

本品可滋阴凉血、补脾益胃，适宜胃肠道炎症、肿瘤等病症患者，口腔溃疡、牙龈出血、淤血腹痛者食用。

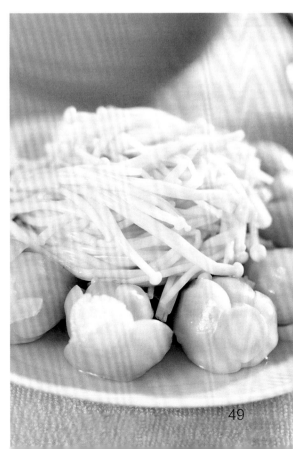

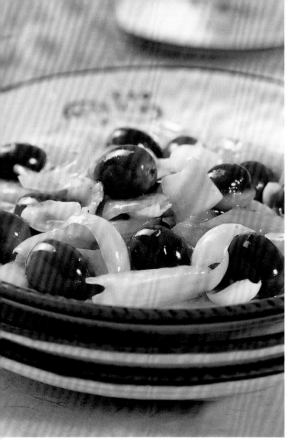

西芹百合炒圣女果

材料

西芹·························· 200 克
百合·························· 200 克
圣女果······················ 100 克
盐····························· 3 克
香油·························· 5 毫升
食用油······················ 适量

做法

1. 西芹削皮洗净，切菱形片；百合择去杂质，洗净；圣女果洗净；西芹、百合、圣女果均入沸水中焯烫。
2. 锅上火，加入食用油烧热，放入西芹、百合、圣女果拌炒，加入盐调味，淋入香油。

养生功效

　　本品可滋阴润肺、清热平肝，适宜失眠多梦、高血压、高脂血症、更年期综合征、糖尿病患者食用。

西芹百合炒腰果

材料

西芹·························· 100 克
百合·························· 20 克
腰果·························· 20 克
胡萝卜······················ 10 克
盐····························· 3 克
食用油······················ 适量

做法

1. 百合洗净，分瓣；胡萝卜洗净切片；西芹洗净切斜块。
2. 锅入食用油，放入腰果炸至酥脆，捞出；倒入胡萝卜、西芹，大火翻炒。
3. 再倒入百合，加盐，以大火翻炒1分钟，关火，再倒入腰果拌匀即可。

养生功效

　　本品可平肝降压、滋阴润肺，适宜干咳、气阴两虚、缺铁性贫血、高血压患者食用。

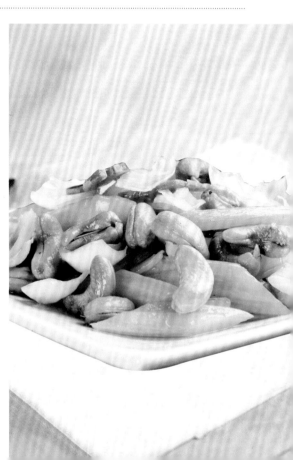

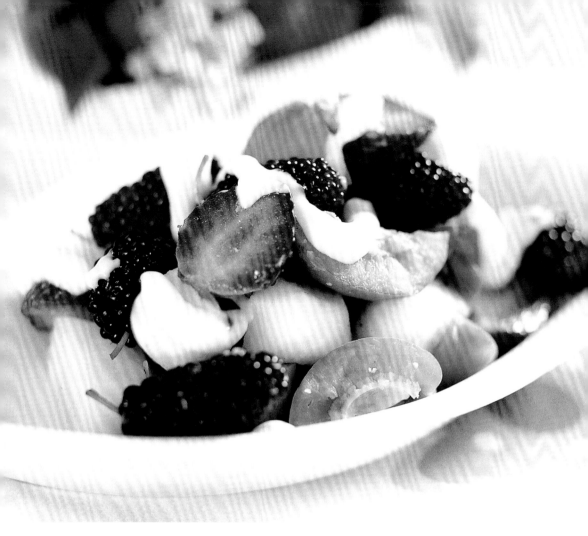

草莓桑葚沙拉

材料

草莓…………………… 30 克
青梅…………………… 2 个
哈密瓜………………… 50 克
雪梨…………………… 1 个
桑葚…………………… 50 克
山竹…………………… 1 个
沙拉酱………………… 适量

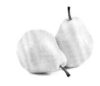

雪梨：滋阴润肺、化痰止咳

做法

1. 草莓洗净，去蒂对切；青梅去核，洗净切成4瓣。
2. 哈密瓜去皮、去籽，切块；桑葚洗净；雪梨去皮、核，切块；山竹去皮、掰成块。
3. 将以上材料放入盘子里，拌入沙拉酱即可。

养生功效

　　本品可滋阴补血、生津止渴，适宜阴血不足而致的头晕目眩、耳鸣心悸、消渴口干、大便干结者食用。

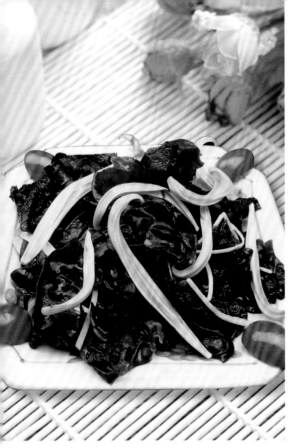

菊花拌黑木耳

材料

菊花·························· 40 克
水发黑木耳·················· 80 克
盐······························ 3 克
香油························· 10 毫升
圣女果························ 适量

做法

1. 水发黑木耳洗净，撕成片，入开水锅中焯水
   后捞出；菊花剥成瓣，洗净，焯水后捞出。
2. 水发黑木耳与菊花同拌，调入盐、香油拌
   匀，盛盘，盘的四角摆上圣女果装饰即可。

养生功效

　　本品可清热解毒、滋阴润肠，热毒所致腹
泻、口疮、牙龈疼痛、痔疮、便血等患者皆可
食用。

橙子藕片

材料

莲藕························ 300 克
橙子···························· 1 个
橙汁························ 20 毫升

做法

1. 莲藕去皮，切薄片；橙子洗净，切成片。
2. 锅中加水煮沸，下入莲藕片煮熟后，捞出。
3. 莲藕片与橙片放在碗中拌匀，最后加入橙汁
   拌匀即可。

养生功效

　　本品可滋阴生津、刺激食欲。莲藕具有凉
血、祛淤的功效，适宜热病烦渴等症患者食用，
搭配橙子还能健脾开胃。

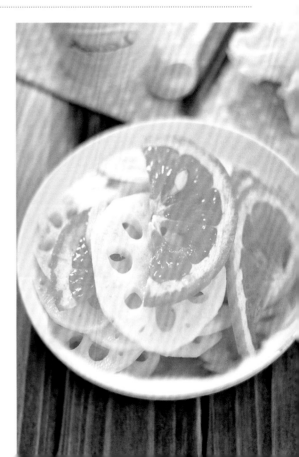

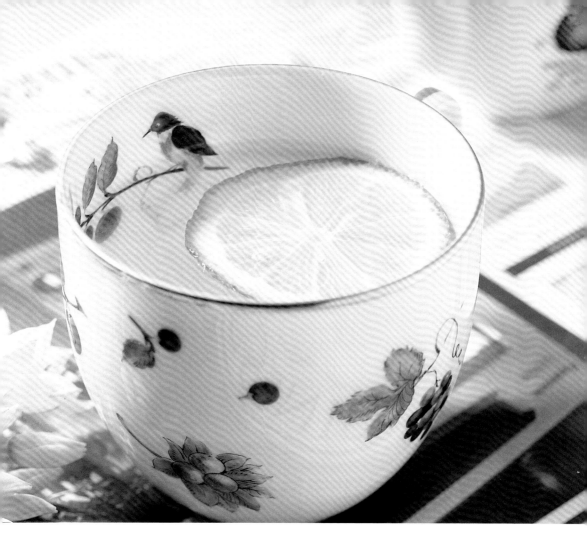

柠檬蜂蜜水

材料

柠檬⋯⋯⋯⋯⋯⋯⋯⋯⋯ 1 个
蜂蜜⋯⋯⋯⋯⋯⋯⋯⋯⋯ 15 毫升
柠檬片⋯⋯⋯⋯⋯⋯⋯⋯ 1 片

做法

1.柠檬洗净，榨出原汁。
2.柠檬原汁中加入蜂蜜和500毫升温开水，调匀，放入1片柠檬片装饰即可。

养生功效

　　本品可滋阴生津、美容护肤。食欲不振、消化不良、咽干不爽、皮肤粗糙、胃酸分泌过少、高血压、便秘患者皆宜饮用。

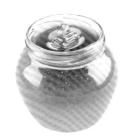

蜂蜜：润肺止咳、预防便秘

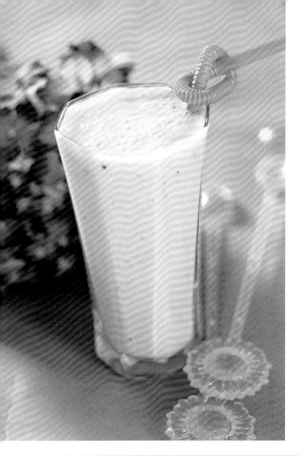

猕猴桃柳橙酸奶

材料
猕猴桃······················ 1个
柳橙························· 1个
酸奶························· 130毫升

做法
1. 将柳橙洗净，去皮。
2. 猕猴桃洗净，切开取出果肉。
3. 将柳橙、猕猴桃果肉及酸奶一起放入搅拌机中搅匀即可。

养生功效
　　本品可消暑解渴、美白消脂。食欲不振、神经衰弱、过度疲劳、皮肤黝黑、贫血、肥胖者皆宜饮用。

西瓜盅

材料
西瓜························· 1个
白糖························· 少许
青色糖豆····················· 适量

做法
1. 西瓜洗净，从中间一分为二。
2. 将一半西瓜皮边上刻上精美图案，西瓜肉取出用挖球器制成圆球形。
3. 将西瓜肉调入少许白糖，放入西瓜盅内，摆上青色糖豆装饰即可。

养生功效
　　本品可清热滋阴、利水消肿，适宜咽喉肿痛、口干者，口、舌、唇内生疮者，小便短赤、涩痛者食用。

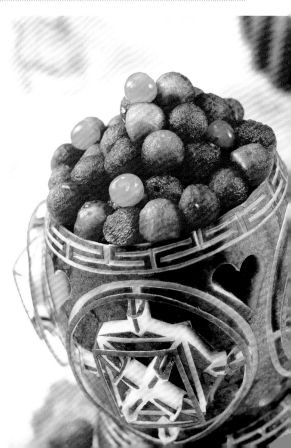

杨桃柳橙汁

材料

杨桃…………………… 1个

柳橙…………………… 1个

蜂蜜…………………… 适量

做法

1.杨桃洗净，切块；柳橙洗净，切块，备用。

2.将杨桃和柳橙倒入榨汁机中榨成汁，加入蜂蜜一起调匀即可。

养生功效

　　本品可开胃消食、清热生津、消脂减肥，适宜爱美女性、减肥者饮用。

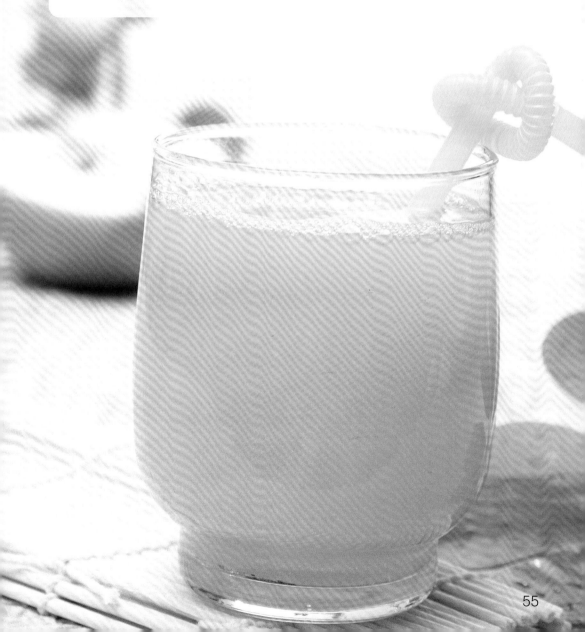

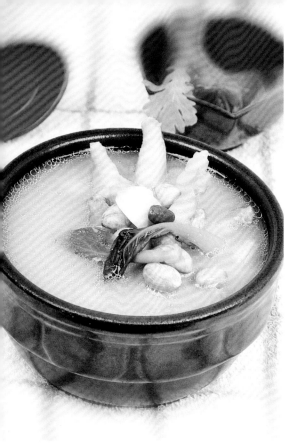

花生鸡爪汤

材料

蒜······150 克
花生仁······100 克
鸡爪······适量
青菜······20 克
盐、食用油、枸杞子各适量

做法

1. 将蒜洗净去皮；花生仁洗净浸泡；鸡爪洗净；青菜洗净切段备用。
2. 净锅上火倒入食用油，下入蒜爆至金黄色，倒入水，下入鸡爪、花生仁、枸杞子、青菜，调入盐煲至熟即可。

养生功效

本品可消炎杀菌、护肤抗衰。痈肿疮毒、疥癣、痢疾、泄泻、肺结核、钩虫病、蛲虫病等症患者及爱美女性皆宜食用。

圆白菜葡萄汁

材料

圆白菜······120 克
葡萄······80 克
柠檬······1 个
冰块（刨冰）······少许

做法

1. 将圆白菜、葡萄洗净，葡萄去籽，圆白菜切块；柠檬洗净后切片。
2. 用圆白菜叶把葡萄包起来。
3. 将所有的材料放入榨汁机，榨出汁即可。

养生功效

本品可滋阴解渴、开胃消食。适宜咽喉疼痛、牙龈肿痛、胃痛患者，睡眠不佳、多梦易醒、消化不良、小便不利及食欲不振者饮用。

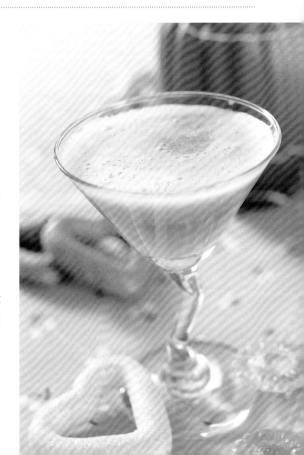

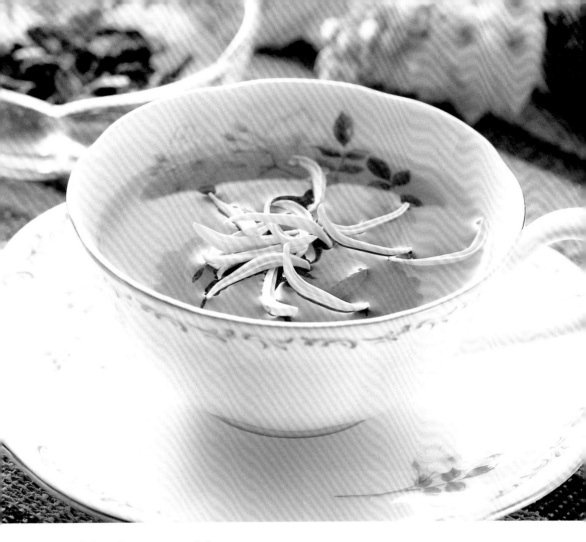

山楂决明子茶

材料

决明子·······················10 克
山楂·························10 克
鲜菊花······················10 克

做法

1. 山楂、决明子冲净，与500毫升水同煮约10分钟。
2. 瓷杯以热水烫过，放入鲜菊花，将山楂和决明子水倒入杯中，闷泡5分钟，即可饮用。

养生功效

　　本品可清热解毒、降压降脂。血压、血脂偏高患者，目赤肿痛、食积不消、上火牙痛、脂肪肝、肥胖症、便秘患者皆宜饮用。

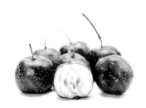

山楂： 健胃消食、行气散淤

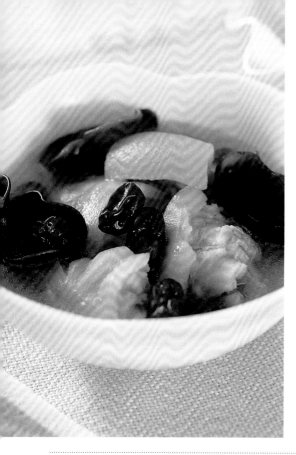

黑木耳红枣猪蹄汤

材料

黑木耳·····················20 克
猪蹄······················300 克
盐、红枣各适量

做法

1. 黑木耳洗净泡发；红枣去核，洗净；猪蹄去净毛，斩块，洗净后汆烫。
2. 锅置火上，将猪蹄干爆5分钟。
3. 将适量清水入瓦锅中煮沸，加入以上材料，大火煲开，改小火煲至猪蹄熟烂，加盐调味即可。

养生功效

猪蹄富含胶原蛋白，能防治皮肤干瘪起皱，增强皮肤弹性和韧性，亦可丰胸；黑木耳、红枣可益气补血，又可抗癌美容。几者搭配食用，可有效防止乳房下垂，有助于美体塑形。

胡萝卜马蹄煮鸡腰

材料

胡萝卜·····················100 克
马蹄······················100 克
鸡腰······················150 克
枸杞子、茯苓、姜片、盐、料酒各适量

做法

1. 胡萝卜、马蹄洗净去皮，胡萝卜切菱形；枸杞子、茯苓洗净；鸡腰处理干净。
2. 胡萝卜、马蹄下锅焯水；鸡腰加少许盐、料酒腌渍后，下锅汆烫。
3. 以上材料与姜片放入锅中，加适量清水，大火煮沸后转小火煲熟，加盐调味即可。

养生功效

鸡腰可补肾益气；胡萝卜、枸杞子皆有滋阴明目之功效；茯苓可健脾祛湿。故本品具有滋阴、明目、健脾、抗衰的功效。

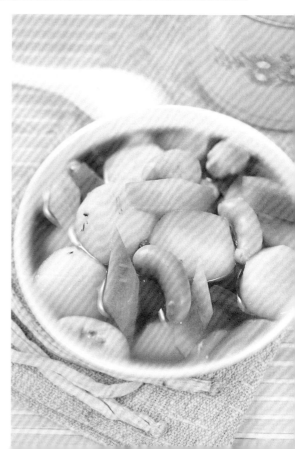

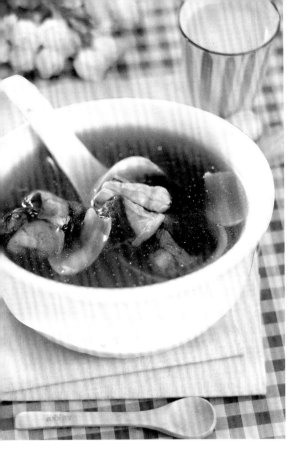

百合乌鸡汤

材料

乌鸡	1只
百合	30克
大米	适量
葱	5克
姜	4克
盐	5克

做法

1. 将乌鸡洗净去内脏，斩块；百合洗净；姜洗净切片；葱洗净切段；大米淘洗干净。
2. 将乌鸡放入锅中氽烫，捞出洗净。
3. 锅中加清水，下入乌鸡、百合、姜片、大米煮2个小时，下入葱段，加盐调味即可。

养生功效

本品可滋阴安神、益气补虚。血虚之头晕目眩、心悸失眠、肝肾不足、须发早白者皆宜食用。

鸡蛋蒸鲫鱼

材料

鲫鱼	1条
鸡蛋	3个
盐	5克
酱油	15毫升

香菜、枸杞子各适量

做法

1. 鲫鱼宰杀，去鳞及内脏，用盐腌渍3分钟。
2. 鸡蛋打入盘中，放入盐和枸杞子，搅拌均匀备用。
3. 将鲫鱼放在鸡蛋上蒸10分钟后取出，淋上酱油，放上香菜即可。

养生功效

本品可滋阴补虚、利水消肿。脾胃虚弱、肥胖症、肾炎性水肿、消化性溃疡、气管炎、糖尿病患者皆宜食用。

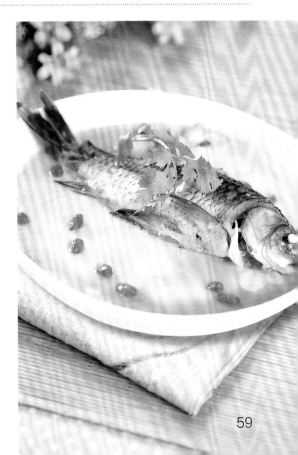

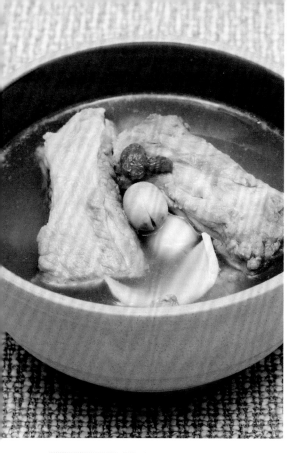

百合莲子排骨汤

材料

猪排骨························ 500 克
莲子······························ 50 克
百合······························ 50 克
枸杞子、米酒、盐各适量

做法

1. 猪排骨洗净斩块，入沸水中汆烫，去血水捞出沥干水分，备用。
2. 莲子、百合洗净，莲子去心，百合掰成瓣。
3. 将以上材料与枸杞子、米酒一同放入锅中，炖煮至猪排骨完全熟烂，加入盐调味即可。

养生功效

　　百合、莲子均具有安神除烦、滋阴养颜的功效；枸杞子可滋补肝肾；米酒可行气活血。以上几味合用，对产后抑郁或烦躁不安、心悸不安、失眠多梦者有很好的改善作用。

银耳马蹄糖水

材料

银耳···························· 150 克
马蹄······························ 60 克
冰糖······························ 20 克
枸杞子·························· 少许

做法

1. 将银耳放入冷水中泡发后，撕成小朵；马蹄去皮，洗净，切块。
2. 锅中加水煮开，下入银耳、马蹄煲30分钟。
3. 待煲熟后，再加入枸杞子，最后下入冰糖煮至溶化即可。

养生功效

　　银耳具有滋阴润燥之效，与马蹄、冰糖搭配，滋阴养颜功效更佳，适宜便秘、黄疸、痢疾、皮肤粗糙、小便不利、咽喉干燥肿痛、口腔溃疡患者食用。

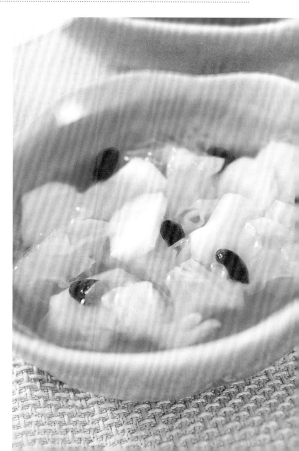

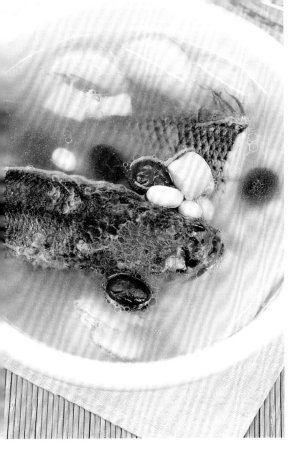

节瓜赤小豆生鱼汤

材料

生鱼	150 克
节瓜	150 克
干贝	20 克
盐	少许
姜	3 片

干山药、赤小豆、红枣、花生仁各适量

做法

1. 生鱼处理干净，切块后汆去血水；节瓜去皮切片；干山药、干贝分别洗净；赤小豆、红枣、花生仁均洗净泡软。
2. 净锅上火倒入水，加入以上材料和姜片煲熟，调入盐即可。

养生功效

本品可滋阴养颜、利水消肿，适宜产后缺乳、水肿、病后虚弱、产后浮肿、肥胖者食用。

二冬炖鲍鱼

材料

鲍鱼	100 克
猪瘦肉	250 克
天门冬	50 克
麦冬	50 克
桂圆肉	25 克
盐	8 克
香油	适量

做法

1. 鲍鱼用开水烫4分钟；猪瘦肉洗净切片。
2. 天门冬、麦冬、桂圆肉洗净。
3. 把以上材料放入炖盅内，加适量开水盖好，隔开水以小火炖3个小时，加入盐调味，淋入香油即可。

养生功效

本品可养阴生津、润肺清心，适宜阴虚体质、肺燥干咳、消渴、心烦失眠者食用。

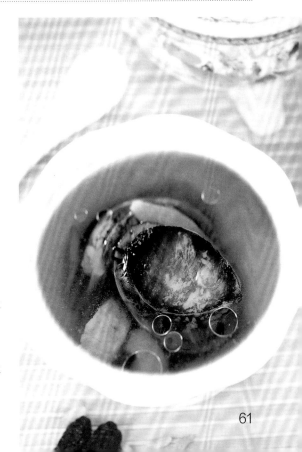

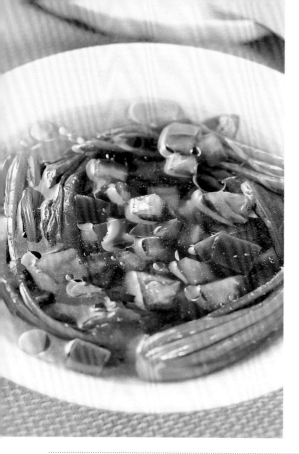

西红柿菠菜汤

材料
西红柿⋯⋯⋯⋯⋯⋯⋯⋯ 50 克
菠菜⋯⋯⋯⋯⋯⋯⋯⋯⋯ 150 克
盐⋯⋯⋯⋯⋯⋯⋯⋯⋯⋯ 少许

做法
1. 西红柿洗净去皮切丁；菠菜去根后洗净，切
   长段。
2. 锅中加适量水煮开，加入西红柿煮沸，再放
   入菠菜。
3. 待汤汁再沸，加盐调味即成。

养生功效
　　本品可清热凉血、润肠通便。痔疮、慢性
胰腺炎、便秘、肛裂等病症患者，热性病所致
发热、口渴、食欲不振、牙龈出血、贫血、高
血压、急慢性肝炎、急慢性肾炎、夜盲症和近
视者均宜常食。

橘子银耳汤

材料
银耳⋯⋯⋯⋯⋯⋯⋯⋯ 20 克
橘子⋯⋯⋯⋯⋯⋯⋯⋯ 200 克
白糖⋯⋯⋯⋯⋯⋯⋯⋯ 20 克
水淀粉⋯⋯⋯⋯⋯⋯⋯ 适量

做法
1. 银耳泡发后放入碗内，上笼蒸1个小时取
   出；橘子剥皮取肉去橘络，备用。
2. 汤锅置火上，加入水，放入银耳、橘子肉、
   白糖煮沸，用水淀粉勾芡，再煮沸即可。

养生功效
　　本品可滋阴润肺、化痰利咽，对阴虚所致
的咽干喉痒、音哑有特别疗效。

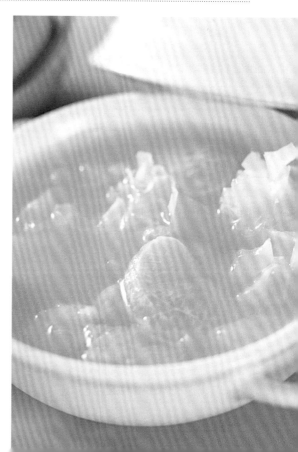

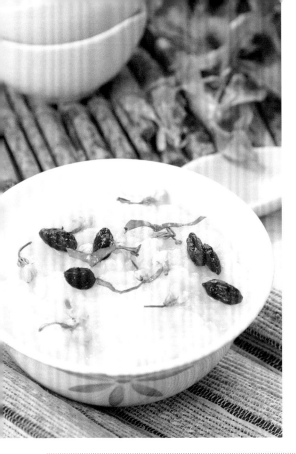

枸杞子茉莉花粥

材料

枸杞子·························· 适量
茉莉花·························· 适量
青菜···························· 10 克
大米···························· 80 克
盐······························ 2 克

做法

1. 大米洗净，浸泡30分钟后捞出沥水；枸杞子、茉莉花洗净；青菜洗净切碎。
2. 锅置火上，倒入适量清水，放入大米，用大火煮开。
3. 加入枸杞子同煮片刻，转小火煮至粥浓稠，撒上茉莉花、青菜，加盐拌匀即可。

养生功效

　　枸杞子可滋肾补肝；茉莉花可理气疏肝。本品对气郁所致肥胖者有特殊疗效，可理气、消脂。

茯苓豆腐

材料

豆腐·························· 500 克
茯苓·························· 30 克
香菇、枸杞子、盐、料酒、清汤、淀粉、食用油各适量

做法

1. 豆腐挤压出水，切成小方块，撒上盐；香菇洗净切成片。
2. 将豆腐块下入高温油中炸至金黄色。
3. 清汤、盐、料酒倒入锅内煮开，加淀粉勾成芡，下入炸好的豆腐、茯苓、枸杞子、香菇片炒匀即成。

养生功效

　　茯苓可健脾渗湿、利水消肿；豆腐能补脾益胃、清解热毒；香菇可理气化痰、益胃和中、消脂减肥，对便秘、肥胖者均有食疗功效。

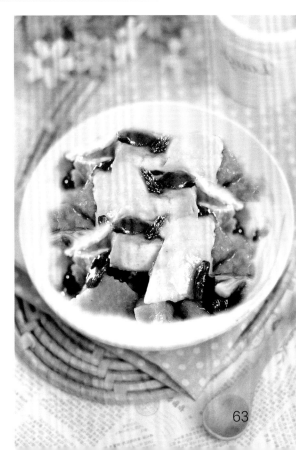

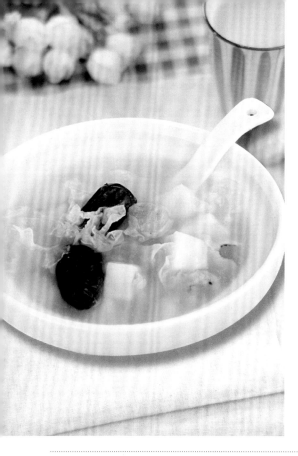

山药红枣银耳汤

材料

山药块	10 克
银耳	5 克
桂圆肉	15 克
去核红枣	2 颗
冰糖	5 克

做法

1.银耳洗净泡发，撕成小朵；去核红枣、桂圆肉洗净，备用。
2.锅置火上，加适量清水，下入以上材料及山药块，小火煮至熟。
3.加上冰糖调味即可。

养生功效

　　本品可滋阴润肺、补血养颜。病后体弱者，有失眠、心悸、健忘等症状的更年期女性及爱美女性均宜食用。

百合扣金瓜

材料

南瓜	750 克
鲜百合	150 克
冰糖	100 克
水淀粉	50 毫升
生菜丝	适量

做法

1.南瓜洗净，削去表皮，切长条摆入碗内。
2.鲜百合洗净，放入摆好南瓜条的碗内，再加入冰糖入蒸锅以大火蒸40分钟左右。
3.将蒸好的鲜百合、南瓜翻扣在碟内，周围摆上生菜丝，沥出冰糖水，用水淀粉勾成薄芡，浇到南瓜表面即可。

养生功效

　　本品可滋阴安神、降压降脂，适宜心烦失眠、心悸、神经衰弱者，以及高脂血症、高血压患者食用。

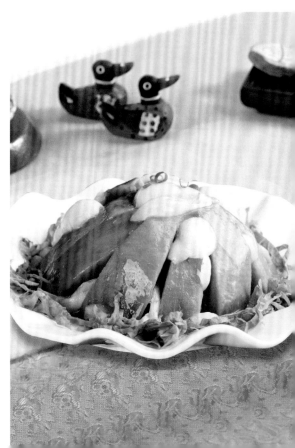

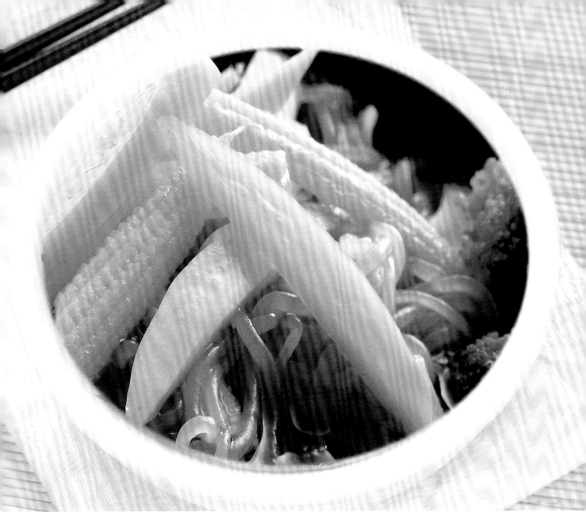

鲜玉米笋魔芋面

材料

魔芋面条·····················200 克
茭白·······················100 克
玉米笋·····················100 克
西蓝花······················30 克
大黄························ 5 克
甘草、盐、酱油各适量

西蓝花：抗癌防癌、清洁血管

做法

1. 大黄、甘草与800毫升清水置入锅中，以小火煮沸，3分钟后关火，滤取药汁。
2. 茭白洗净切条；玉米笋洗净，切对半；西蓝花洗净切小朵。
3. 魔芋面条入锅，加入做法2中的材料，倒入药汁，加热煮沸，调入盐、酱油，盛入面碗中即可。

养生功效

　　魔芋既可增加饱腹感，又因其热量低，可辅助控制体重；茭白热量低，水分多，食后有饱足感却不会引发肥胖。故以上材料搭配食用，可使肥胖症患者在满足食欲的同时又能减肥。

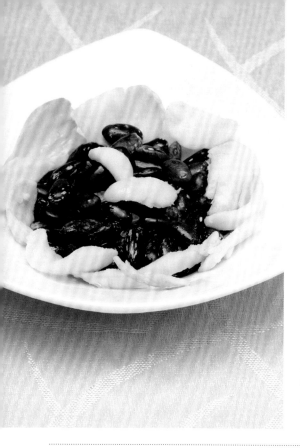

百合炒红腰豆

材料

红腰豆······················· 100 克
百合························· 250 克
盐··························· 3 克
葱油、姜汁、水淀粉各适量

做法

1. 把红腰豆、百合均洗净，百合掰成瓣。
2. 百合、红腰豆放入沸水中焯烫，捞出沥水。
3. 葱油、姜汁放入锅中烧热，再下入百合、红腰豆煸炒，加入盐炒匀，最后用水淀粉勾芡，盛出装盘即可。

养生功效

　　百合具有滋阴安神、润肺止咳的功效。红腰豆可健脾补血，与百合搭配食用，适宜肺虚干咳、虚烦失眠、高血压、高脂血症、贫血患者食用。

薏米煮土豆

材料

薏米························· 50 克
土豆························· 200 克
料酒························· 10 毫升
荷叶························· 20 克
姜、葱、盐、香油、芹菜叶各适量

做法

1. 将薏米洗净，去杂质；土豆去皮、洗净，切块；姜拍松；葱洗净切段。
2. 将薏米、土豆、荷叶、姜、葱、料酒同放入炖锅内，加水，置大火上烧沸。
3. 转小火炖煮35分钟，加入盐、香油，放上芹菜叶即可。

养生功效

　　土豆中含有丰富的膳食纤维，荷叶则有利水、消肿、减肥的功效。因此，本品有很好的减肥塑形效果。

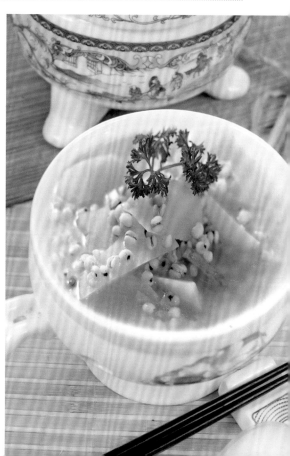

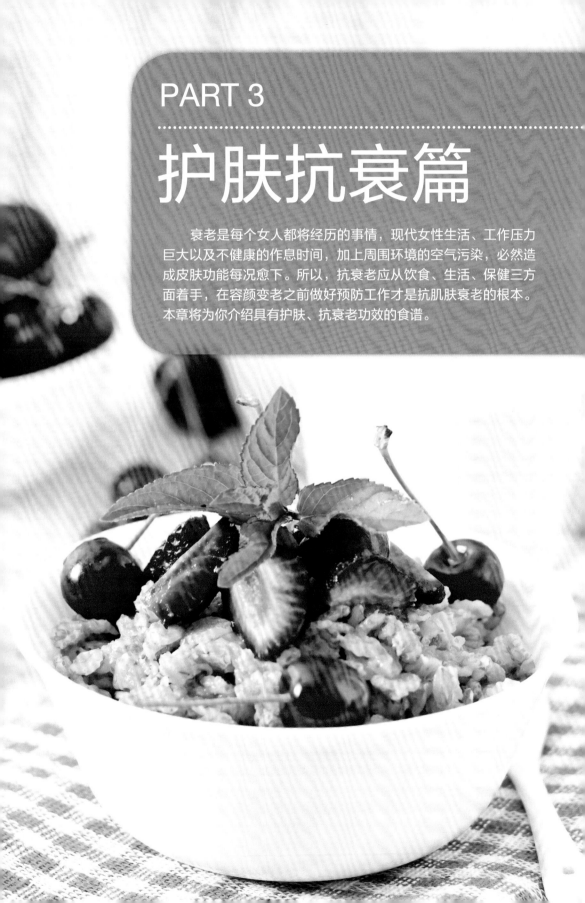

PART 3
护肤抗衰篇

衰老是每个女人都将经历的事情，现代女性生活、工作压力巨大以及不健康的作息时间，加上周围环境的空气污染，必然造成皮肤功能每况愈下。所以，抗衰老应从饮食、生活、保健三方面着手，在容颜变老之前做好预防工作才是抗肌肤衰老的根本。本章将为你介绍具有护肤、抗衰老功效的食谱。

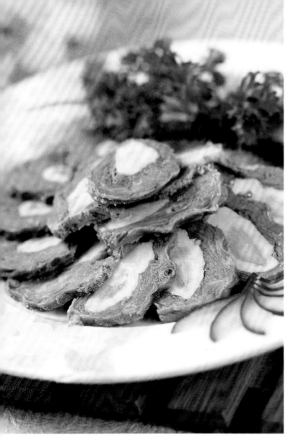

风味羊肉卷

材料
羊肉······························ 300 克
红心鸭蛋黄····················· 3 个
葱花····························· 10 克
姜片····························· 10 克
盐、黄瓜片、芹菜叶、料酒各适量

做法
1. 羊肉洗净切成大薄片，与姜片、葱花、盐、料酒一起腌渍半天。
2. 羊肉片平铺，放上红心鸭蛋黄，卷起，入锅蒸45分钟。
3. 取出，待凉切薄片，摆盘，用黄瓜片和芹菜叶装饰即可。

养生功效
　　羊肉肉质比猪肉要细嫩，脂肪和胆固醇含量都较低，可以益气补虚，促进血液循环，有助于皮肤的新陈代谢。

枸杞子鱼片粥

材料
枸杞子························· 5 克
草鱼··························· 30 克
大米··························· 100 克
香菇丝························· 10 克
竹笋丝························· 10 克
高汤··························· 50 毫升

做法
1. 草鱼洗净，切薄片；枸杞子泡温水备用。
2. 香菇丝、高汤、竹笋丝、大米放入锅中，熬成粥。
3. 加入枸杞子、草鱼片煮熟即可食用。

养生功效
　　鱼肉含有丰富的优质蛋白，常吃鱼肉可以使皮肤更加细腻，加速老化肌肤的代谢。

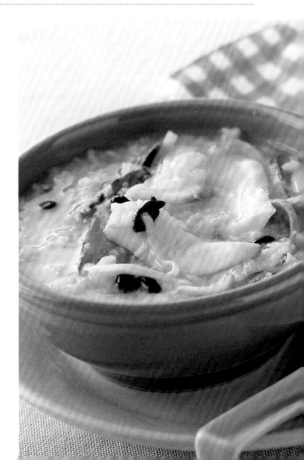

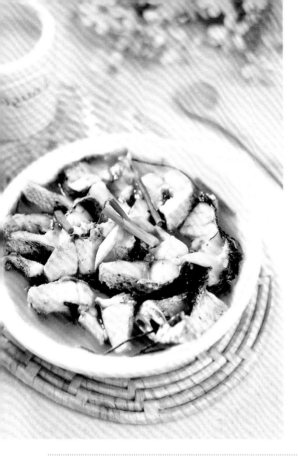

鸡骨草煲生鱼

材料

鸡骨草·························· 30 克

生鱼·························· 1 条

姜片、葱段、鸡精、胡椒粉、盐、
食用油、香油各适量

做法

1. 将生鱼宰杀后去除内脏，切块；鸡骨草用温水泡发，洗净备用。
2. 锅上火，加入食用油烧热，爆香姜片，下生鱼块，煎至两面呈金黄色，盛出。
3. 砂锅上火，注入清水，放入姜片、鸡骨草，煮沸，煲约40分钟；再放入生鱼块，煮至生鱼块熟，放入盐、鸡精、胡椒粉，撒入葱段，淋上香油即可。

养生功效

　　鸡骨草可清热利湿、疏肝止痛；生鱼可健脾利水。常食此品还能润肤祛皱。

枸杞子鳗鱼汤

材料

河鳗·························· 500 克

枸杞子·························· 15 克

米酒·························· 15 毫升

盐·························· 5 克

做法

1. 将河鳗处理干净，切段，放入沸水中汆烫，捞出洗净，盛入炖盅，加水至盖住材料，撒进枸杞子，加盖。
2. 移入锅中，隔水炖40分钟，加盐、米酒调味即成。

养生功效

　　鳗鱼的皮、肉都含有丰富的胶原蛋白，具有养颜美容、延缓衰老的作用，冬季食用鳗鱼还有祛风除湿之效。

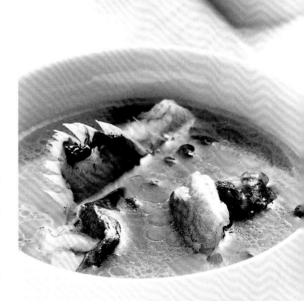

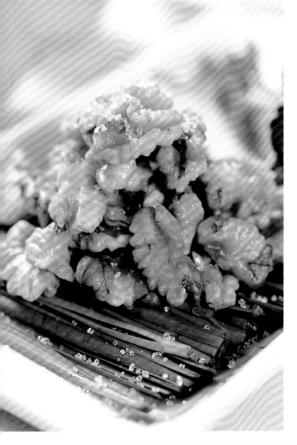

核桃拌韭菜

材料
核桃仁·····················300 克
韭菜·····················150 克
白糖、白醋、盐、香油、食用油各适量

做法
1. 核桃仁用开水泡，剥去皮，用清水洗净沥干水分；韭菜用温开水洗净，切段。
2. 锅入食用油，油烧至七成热时下入核桃仁，炸成浅黄色捞出；另取碗放入韭菜、白糖、白醋、盐、香油搅拌至入味，和核桃仁一起装盘即成。

养生功效
　　核桃是"长寿果"，可以补益肾气。女性常吃核桃，可以使皮肤润泽、头发乌黑，延缓衰老。本品尤其适合脑力工作者食用。

绿豆陈皮排骨汤

材料
绿豆·····················60 克
猪排骨·····················250 克
陈皮·····················15 克
盐·····················适量

做法
1. 绿豆除去杂物和坏豆子，清洗干净；猪排骨洗净斩块，氽烫；陈皮浸软，洗净。
2. 锅中加入适量清水，入陈皮煲开，放入猪排骨、绿豆煮10分钟，改小火再煲3个小时，加入盐调味即可。

养生功效
　　猪排骨中含有大量磷酸钙、胶原蛋白、骨粘连蛋白等营养物质，非常适合女性食疗保健之用，常吃可以保持皮肤弹性、延缓衰老。

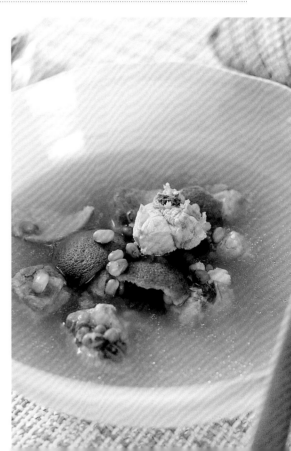

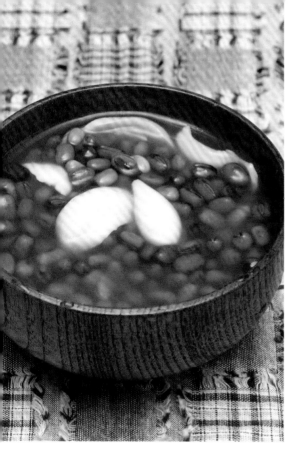

百合赤小豆甜汤

材料

赤小豆······················ 100 克
百合······················· 30 克
红糖······················· 适量

做法

1. 赤小豆淘净，放入碗中，浸泡3个小时，放入锅中，加适量清水煮开，转小火煮至呈半绽开状。
2. 将百合剥瓣，修葺花瓣边的老硬部分，洗净，加入锅中续煮5分钟，直至汤变黏稠，加红糖调味，搅拌均匀即可。

养生功效

　　赤小豆有较多的膳食纤维，具有良好的润肠通便、降血压、降血脂、调节血糖、解毒抗癌、预防结石、健美减肥的作用；百合有滋阴润肺、养心安神、降压降脂的功效。两者配伍食用，可加强养颜护肤的功效。

枸杞叶猪肝汤

材料

猪肝······················· 200 克
枸杞叶····················· 10 克
黄芪······················· 5 克
沙参、姜片、盐各适量

做法

1. 猪肝洗净，切成薄片；枸杞叶洗净；沙参、黄芪浸透，切段。
2. 将沙参、黄芪加水熬成药液。
3. 下入猪肝片、枸杞叶和姜片，煮5分钟后调入盐即可。

养生功效

　　猪肝具有补肝明目、滋阴养血的功效；枸杞叶可清肝明目；黄芪可益气；沙参可滋阴。诸材料配伍同食，具有补肝明目、养颜抗衰的功效，适宜眼眶发黑、贫血、头晕者食用。

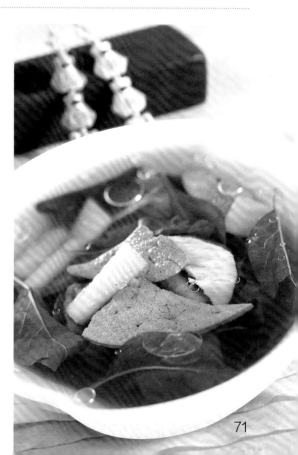

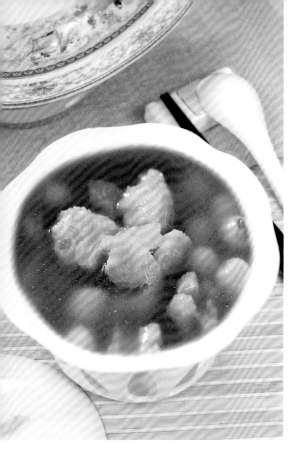

黄精莲子煲牛筋

材料
黄精·······························10 克
莲子·······························15 克
牛筋·······························500 克
姜片·······························适量
盐·································适量
味精·······························适量

做法
1. 莲子泡发；黄精、姜片洗净。
2. 牛筋切块，洗净后入沸水氽烫。
3. 锅中加入适量清水，煮沸，放入牛筋、莲子、黄精、姜片煲2个小时，加盐和味精调味即可。

养生功效
　　牛筋中含有丰富的胶原蛋白和钙，脂肪含量低且无胆固醇，可以促进细胞的代谢，有助于养护肌肤。

驴肉粥

材料
驴肉·······························120 克
大米·······························80 克
葱花·······························3 克
姜末·······························5 克
盐·································3 克
味精·······························适量

做法
1. 大米淘净，泡发30分钟；驴肉洗净，切成小块，备用。
2. 锅中注水，下入大米，大火煮开，改中火，放入驴肉块、姜末，煮至驴肉变熟。
3. 改小火，将粥熬好，加盐、味精调味，撒上葱花即可。

养生功效
　　本粥可以补气养血，且易于消化吸收，常吃可以补养气色，使人容光焕发。

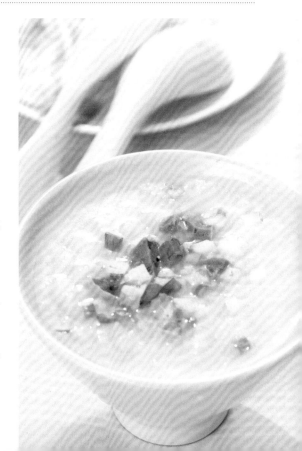

腐竹牡蛎粥

材料

牡蛎……………………………… 50 克
腐竹……………………………… 30 克
大米……………………………… 80 克
盐………………………………… 3 克
葱花……………………………… 适量
姜丝……………………………… 适量
料酒……………………………… 适量

做法

1. 大米洗净，用清水浸泡；牡蛎洗净，用料酒腌渍去腥；腐竹洗净，切细丝。
2. 锅上火，入水、大米、牡蛎煮至七成熟。
3. 放入腐竹煮至米粒开花，加盐、姜丝、葱花即可。

养生功效

　　本品可滋阴润燥、益气宽中，适宜胃酸分泌过多、惊悸怔忡、失眠多梦者食用。

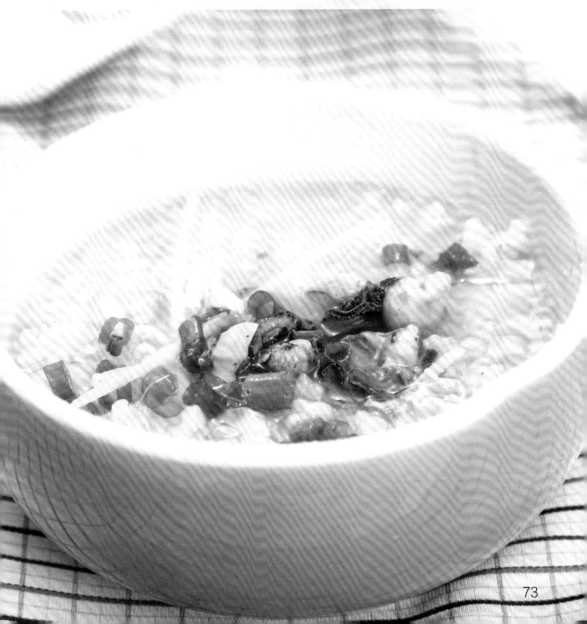

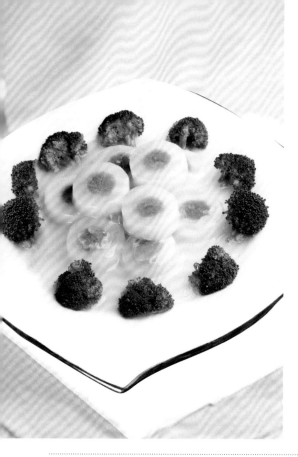

扳指干贝

材料

干贝·······················200 克
白萝卜······················100 克
盐、味精、西蓝花各适量

做法

1. 白萝卜去皮洗净，切圆柱状，分别扎透萝卜心呈"扳指"形，均填入1个干贝，上笼蒸熟取出摆盘，周围放上烫熟的西蓝花。
2. 炒锅置火上，倒入蒸汁煮沸，加盐、味精调匀，淋于"扳指干贝"上即可。

养生功效

　　白萝卜中含有丰富的维生素 A、维生素 C 等各种维生素，维生素 C 能延缓皮肤的衰老，阻止黑色素的沉着。所以，经常吃白萝卜可以保养皮肤。

灵芝麦冬茶

材料

蜂蜜·······················少许
灵芝、玉竹、麦冬各适量

做法

1. 将灵芝、玉竹、麦冬清洗干净，加600毫升水，煮沸。
2. 待沸腾后小火再煮10分钟，滤渣取汁。
3. 加入蜂蜜调匀即可饮用。

养生功效

　　麦冬，又名沿阶草、书带草、麦门冬、寸冬，为百合科沿阶草属多年生常绿草本植物。麦冬可养阴生津、润肺止咳，用于肺胃阴虚之津少口渴、干咳咯血、心阴不足之心悸易惊及热病后期热伤津液等症。本品具有平衡阴阳、滋阴润肺、补气健脾、美白护肤等功效。

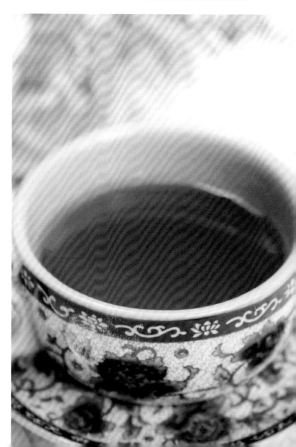

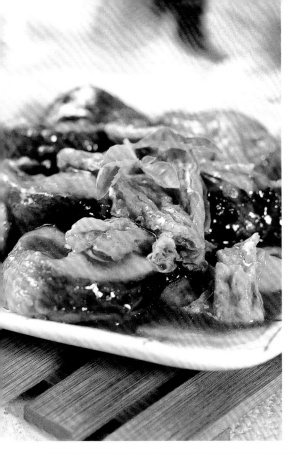

腐竹蒜焖草鱼

材料

腐竹⋯⋯⋯⋯⋯⋯⋯⋯⋯⋯ 100 克

草鱼⋯⋯⋯⋯⋯⋯⋯⋯⋯⋯ 1 条

蒜⋯⋯⋯⋯⋯⋯⋯⋯⋯⋯⋯ 20 克

姜⋯⋯⋯⋯⋯⋯⋯⋯⋯⋯⋯ 5 克

盐⋯⋯⋯⋯⋯⋯⋯⋯⋯⋯⋯ 5 克

蚝油、老抽、食用油、香菜叶、高汤各适量

做法

1. 将草鱼宰杀,掏去内脏后,洗净。

2. 将草鱼切成块状;腐竹泡发,切段。

3. 锅上火加食用油烧热,爆香姜、蒜,下入高汤、蚝油、草鱼、腐竹焖至入味时,下盐、老抽炒匀,撒上香菜叶即可。

养生功效

本品可延缓衰老、防癌抗癌。草鱼含有丰富的硒元素,经常食用不仅有抗衰老、养颜的功效,而且对肿瘤也有一定的预防作用。

五色蒸南瓜

材料

西蓝花⋯⋯⋯⋯⋯⋯⋯⋯ 250 克

南瓜⋯⋯⋯⋯⋯⋯⋯⋯⋯ 200 克

枸杞子、银杏、百合、银耳、
盐、清汤、淀粉各适量

做法

1. 将所有材料洗净,西蓝花切块,南瓜去皮切块;百合、银耳切片,与银杏一起泡发。

2. 锅上火,倒入清汤,煮开后放入除盐、淀粉以外的全部材料,调入盐,装盘后上笼蒸约3分钟,以淀粉勾芡即可。

养生功效

银杏可收敛肺气;百合、银耳、枸杞子、南瓜、西蓝花都有清热润燥、养颜抗皱之功效,非常适宜女性食用。

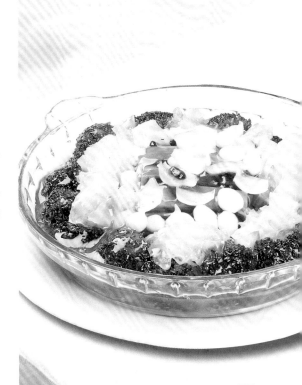

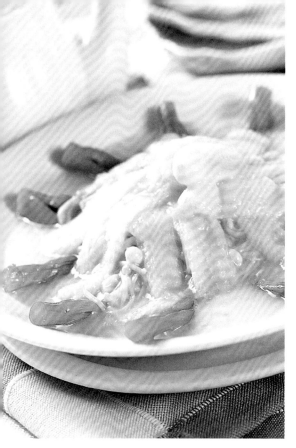

竹荪扒金针菇

材料

竹荪·························· 10 条
金针菇························ 150 克
菜心·························· 50 克
高汤·························· 150 毫升
盐、白糖、鸡精、淀粉各适量

做法

1. 竹荪泡软；金针菇、菜心洗净焯水后摆盘。
2. 金针菇摆在菜心上，然后铺上竹荪。
3. 锅上火，倒入高汤，加入盐、白糖、鸡精煮沸，用淀粉勾芡淋入盘中即可。

养生功效

　　本品可益气养阴、抗衰抗癌。肥胖、皮肤粗糙、脑力工作者，失眠、高血压、高脂血症、高胆固醇血症患者，免疫力低下、肿瘤患者皆宜食用。

黑豆牛蒡炖鸡

材料

黑豆·························· 300 克
牛蒡·························· 300 克
鸡腿·························· 1 只
盐···························· 5 克

做法

1. 黑豆淘净，以清水浸泡30分钟。
2. 牛蒡削皮，洗净，切块；鸡腿剁块，氽烫后捞出，备用。
3. 黑豆、牛蒡先下锅，加适量水煮沸，转小火炖15分钟，再下鸡腿续炖20分钟。
4. 待鸡腿熟烂，加盐调味即成。

养生功效

　　本品可益气补虚、增强体质、延缓衰老。湿疹、神经性皮炎、白癜风患者，肾阴亏虚、肾气不足者，风热咽痛者皆可食用。

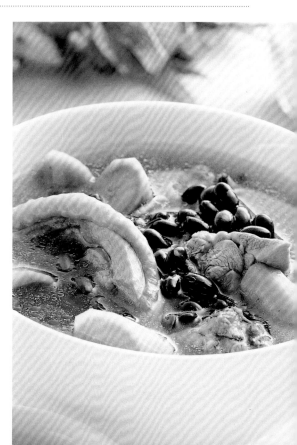

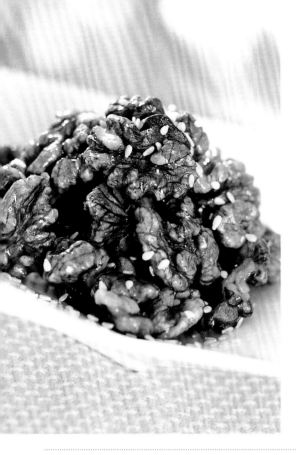

糖汁核桃

材料

核桃仁·························· 250 克
白芝麻·························· 30 克
白糖····························· 30 克
盐······························· 2 克
香油···························· 适量

做法

1. 将锅烧热，下入白芝麻炒香。
2. 炒锅上火，放入香油烧热，倒入核桃仁，调入盐，炒至金黄色捞出即可。
3. 锅留底油，下入白糖，用小火煮至糖汁浓稠，放入炒好的核桃仁，使糖汁紧包在核桃仁外，撒上白芝麻即可。

养生功效

本品可补肾助阳、润肠通便。肝肾精血不足所致的眩晕、须发早白、腰膝酸软、四肢乏力、皮肤干燥、肠燥便秘等患者均可食用。

香附豆腐泥鳅汤

材料

泥鳅·························· 300 克
豆腐·························· 200 克
香附·························· 10 克
红枣·························· 15 克
盐、味精、高汤、薄荷叶各适量

做法

1. 将泥鳅处理干净，备用；豆腐切小块；红枣洗净；香附洗净，煎汁备用。
2. 锅上火倒入高汤，加入泥鳅、豆腐、红枣煲至熟，倒入香附药汁，煮开后，调入盐、味精，放入薄荷叶即可。

养生功效

香附可疏肝解郁、行气化淤，对肝郁气滞、胸胁胀痛或刺痛等症均有疗效。泥鳅可清热、祛湿、通络，与香附搭配煲汤，最适宜因肝郁而长色斑的女性食用。

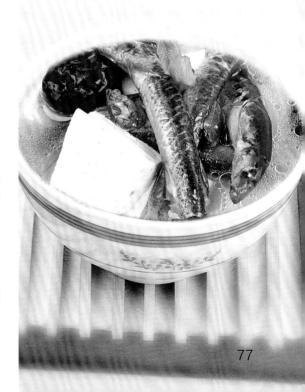

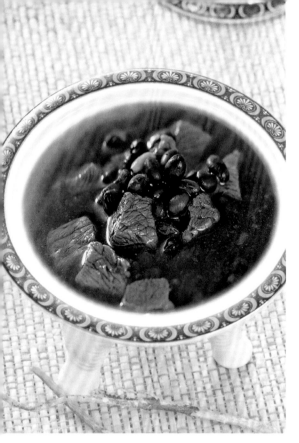

黑豆牛肉汤

材料

黑豆······················ 200 克
牛肉······················ 500 克
姜························· 15 克
盐························· 5 克

做法

1. 黑豆淘净，沥干；姜洗净，切片。
2. 牛肉切块，放入沸水中汆烫，捞起冲净。
3. 黑豆、牛肉、姜片放入煮锅，加适量水以大火煮沸，转小火慢炖50分钟，加入盐调味即可。

养生功效

　　牛肉营养价值高、滋补效果佳，尤其是维生素 B_{12} 的重要来源。维生素 B_{12} 对保护神经组织、维护神经系统健康具有重要疗效，并有助于促进精力集中及提高记忆力，维持体内氧的平衡，使脑部功能运作正常，可延缓衰老。

灵芝鹌鹑汤

材料

灵芝······················ 30 克
红枣······················ 12 颗
鹌鹑······················ 1 只
盐、味精、鸡精各适量

做法

1. 鹌鹑宰杀，去毛、洗净；灵芝洗净，切块；红枣洗净，去核。
2. 将灵芝、红枣、鹌鹑放入砂锅中，加适量清水，用大火煮沸后改用小火煮至灵芝出味，最后加入盐、味精、鸡精调味即可。

养生功效

　　灵芝具有抗衰、消炎、保护皮肤的功效。其含有抑制黑色素的成分及多种对皮肤有益的微量元素等，这些成分能够通过减少人体自由基，加速细胞的再生，并促进胶原蛋白的合成，达到润泽皮肤、消除细纹的效果。

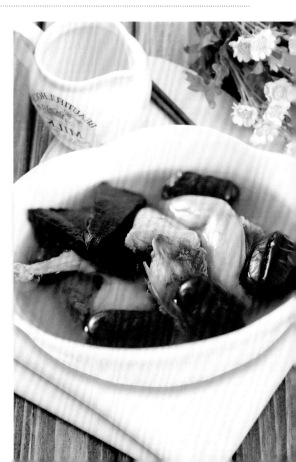

枸杞子黄芪蒸鳝鱼

材料

鳝鱼⋯⋯⋯⋯⋯⋯⋯⋯⋯ 350 克
黄芪⋯⋯⋯⋯⋯⋯⋯⋯⋯ 10 克
麦冬⋯⋯⋯⋯⋯⋯⋯⋯⋯ 10 克
姜⋯⋯⋯⋯⋯⋯⋯⋯⋯⋯ 10 克
盐、枸杞子、蚝油、老抽、胡椒粉各适量

做法

1. 鳝鱼洗净，去头、骨，斩段；黄芪、麦冬洗净；枸杞子洗净泡发；姜洗净切片。
2. 鳝鱼用盐、老抽腌渍5分钟，去腥。
3. 将所有材料拌匀，入锅蒸熟即可。

养生功效

　　黄芪可补中益气；枸杞子可滋肾润肺；鳝鱼可强筋壮骨。三者合用，能滋阴益气、延缓衰老、滋养肌肤，对因气虚所致面色姜黄者有一定的食疗作用。

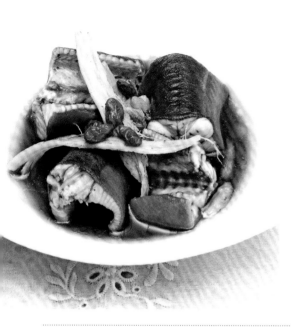

赤芍银耳饮

材料

牡丹皮⋯⋯⋯⋯⋯⋯⋯⋯ 3 克
梨⋯⋯⋯⋯⋯⋯⋯⋯⋯⋯ 1 个
白糖⋯⋯⋯⋯⋯⋯⋯⋯⋯ 20 克
罐头银耳⋯⋯⋯⋯⋯⋯⋯ 300 克
赤芍、柴胡、黄芩、知母、夏枯草、麦冬、玄参各 5 克

做法

1. 所有药材洗净；梨洗净，去皮、核，切块。
2. 锅中加入所有药材，加上清水煎煮成药汁。
3. 去渣取汁后加入梨、罐头银耳、白糖，煮至沸即可。

养生功效

　　本品具有滋阴泻火、补脾开胃、美白护肤的功效，可用于改善肤色暗黄以及腮腺肿痛有烧灼感、口干咽燥、肝郁胁痛、小便短赤、大便秘结等症。

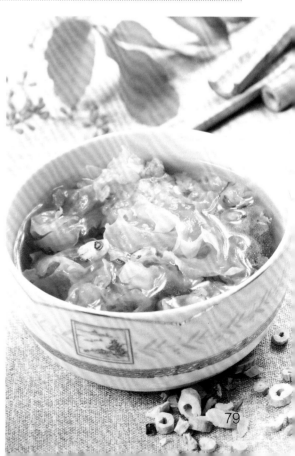

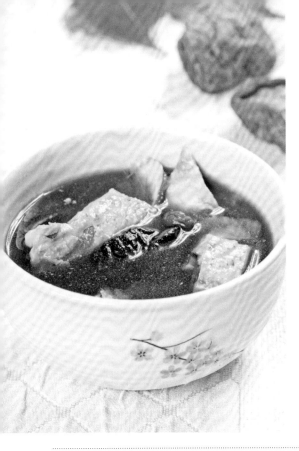

女贞子鸭汤

材料

女贞子·················· 30 克
熟地黄·················· 15 克
牡丹皮·················· 10 克
泽泻···················· 10 克
鸭肉···················· 500 克
盐、山药、枸杞子各适量

做法

1. 将鸭肉清洗干净，斩成块状。
2. 将除鸭肉和盐之外的药材洗净，与鸭肉一同放入锅中，加适量清水，煮至鸭肉熟烂。
3. 放入适量盐调味即可。

养生功效

　　女贞子具有滋补肝肾、益阴养血之功。此汤具有养肝补虚、滋阴补肾、补血养胃的功效。适用于女性面部之黄褐斑，同时兼用于腰膝酸软、形体消瘦、眩晕耳鸣、午后潮热等症。

蒜烧鳗鱼

材料

鳗鱼··················· 300 克
香菇··················· 100 克
蒜····················· 15 克
葱····················· 5 克
盐、料酒、姜片、淀粉、食用油各适量

做法

1. 将鳗鱼处理干净，切段，加盐和料酒腌渍入味；蒜去皮；香菇泡发，撕开；葱白洗净切段，葱叶洗净切丝。
2. 油锅烧热，入鳗鱼段稍炸，捞出控油。
3. 锅留底油，入葱白段、姜片爆香，入香菇、蒜与鳗鱼炒匀，加盐调匀，淀粉勾芡，小火煮至熟，撒上葱叶丝即可。

养生功效

　　本品可降压降脂、保肝护肾、延缓衰老，适宜高血压、高脂血症患者食用。

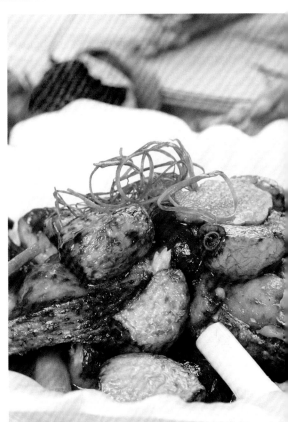

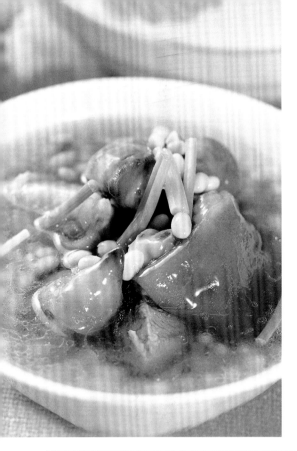

黄豆猪蹄汤

材料

猪蹄······ 300 克
黄豆······ 300 克
葱······ 5 克
盐······ 3 克
料酒······ 适量

做法

1. 黄豆洗净，泡入水中至涨至两三倍大；猪蹄洗净，斩块；葱洗净切段。
2. 猪蹄入沸水汆烫，捞出沥水；黄豆放入锅中加水煮开，再改小火慢煮至黄豆熟。
3. 放入猪蹄煮1个小时，调入盐和料酒，撒上葱段即可。

养生功效

　　本品可利尿消肿、益气下乳、护肤养颜。气虚、乳汁不行者，皮肤无光泽、无弹性者皆宜食用。

枸杞子马蹄鹌鹑蛋

材料

鹌鹑蛋······ 100 克
马蹄······ 150 克
枸杞子······ 50 克
白糖、食用油各适量

做法

1. 马蹄去皮，洗净；鹌鹑蛋入锅中煮熟，剥去蛋壳，入油锅炸至金黄，捞出控油。
2. 锅中放水，下入马蹄、鹌鹑蛋、枸杞子，煮20分钟。
3. 调入白糖即可食用。

养生功效

　　本品可补气养血、养颜护肤、滋阴生津。贫血、皮肤干燥、面色萎黄的女性，健忘、头晕目眩、久病或老弱体衰、气血不足、心悸失眠等病症患者皆宜食用。

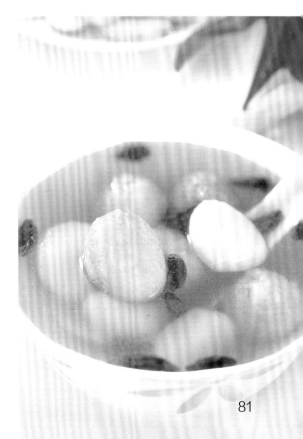

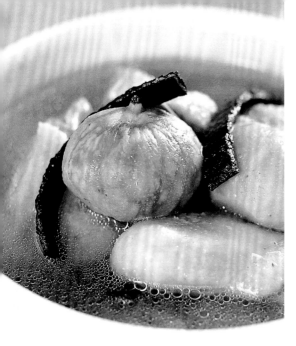

杜仲板栗乳鸽汤

材料

乳鸽·······················400 克
板栗·······················150 克
杜仲························ 50 克
盐·························· 3 克

做法

1. 乳鸽洗净切块；板栗入沸水中煮5分钟，捞起后剥去外膜；杜仲洗净备用。
2. 乳鸽块入沸水中氽烫，捞起冲净沥干。
3. 将乳鸽块、板栗和杜仲放入锅中，加适量水用大火煮开，再转小火慢煮30分钟，加盐调味即成。

养生功效

　　杜仲具有补肝肾、强筋骨的功效；乳鸽肉具有补肾、益气、滋阴之功效；板栗可补益肾气。三者配伍同用，可补肾气、抗衰老，尤其适合女性食用。

蚝油扣鲍鱼

材料

鲍鱼·······················1 只
西蓝花······················2 朵
青瓜块······················1 块
鲍汁·······················10 毫升
鸡汤·······················500 毫升
蚝油、白糖、老抽各适量

做法

1. 鲍鱼用水泡发至软；西蓝花、青瓜块入沸水中焯熟摆盘。
2. 鸡汤、蚝油倒入锅中煮沸，放入鲍鱼煮熟至入味，捞出装盘。
3. 锅中加入白糖、鲍汁、老抽煮沸成芡，淋在鲍鱼上即可。

养生功效

　　本品可平肝润燥、明目养颜，适宜肝经热盛、头晕目眩、骨蒸劳热、高血压患者食用。

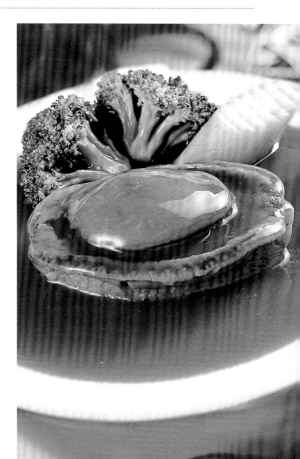

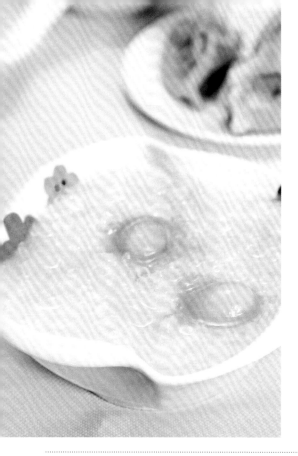

鹌鹑蛋燕窝粥

材料

鹌鹑蛋……………………… 2 个
燕窝………………………… 10 克
大米………………………… 100 克
盐、味精、香油各适量

做法

1. 大米淘洗干净，放入清水中浸泡；鹌鹑蛋洗净，煮熟后去壳。
2. 将燕窝洗净，用开水焖片刻，捞出。
3. 锅置火上，注入清水，放入大米煮至米粒开花，放入鹌鹑蛋、燕窝，加盐、味精、香油调匀即可。

养生功效

　　燕窝、鹌鹑蛋都属滋补佳品，具有养颜护肤、抗衰之效，适宜皮肤干燥、粗糙，肺肾阴虚，肺虚干咳者食用。

蜂蜜桂花糕

材料

白糖………………………… 100 克
牛奶………………………… 200 毫升
桂花蜂蜜…………………… 10 毫升
琼脂………………………… 20 克
蜜糖………………………… 少许

做法

1. 将琼脂放入水中，用小火煮烂，再加入白糖，煮至白糖完全溶解，再倒入牛奶拌匀。
2. 琼脂未完全冷却前加入桂花蜂蜜拌匀，待冷却，加入少许蜜糖即可。

养生功效

　　牛奶、桂花蜂蜜和琼脂都具有滋阴、润燥、安神和养颜的作用，尤其适合女性保养肌肤之用，常食可保持情绪稳定。

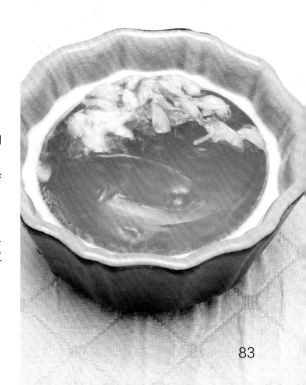

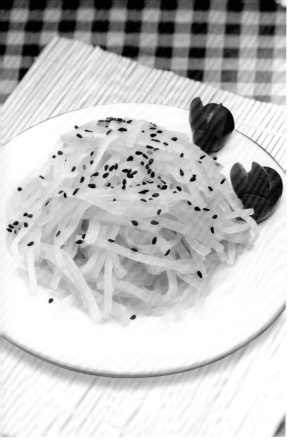

黑芝麻拌莴笋丝

材料

莴笋	300 克
熟黑芝麻	少许
盐	3 克
白醋	6 毫升
生抽	10 毫升

做法

1.莴笋去皮，洗净，切丝。

2.锅内注水煮沸，放入莴笋丝焯熟后，捞起沥干并装入盘中。

3.加入盐、白醋、生抽拌匀调味，撒上熟黑芝麻即可。

养生功效

　　本品可清热利尿、养颜护肤。乳腺癌、便秘、须发早白、小便不利者皆宜食用。

银杏莲子乌鸡汤

材料

银杏	30 克
莲子	50 克
乌鸡腿	1 只
盐	5 克

做法

1.乌鸡腿洗净、剁块，汆烫后捞出冲净，沥干；莲子洗净，去心。

2.将乌鸡腿放入锅中，加水没过鸡腿，以大火煮开，转小火煮20分钟。

3.加入莲子、银杏，续煮30分钟，加入盐调味即可。

养生功效

　　本品可健脾益气、固肾止带、延缓衰老。适宜腰膝酸软者，带下量多、色白清稀的女性，月经不调者，失眠者，夜尿频多者，以及肺虚咳嗽者食用。

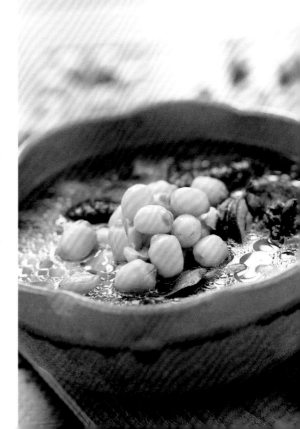

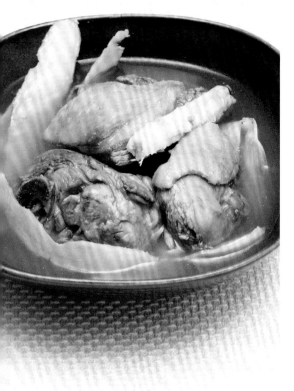

沙参玉竹焖老鸭

材料

老鸭⋯⋯⋯⋯⋯⋯⋯⋯ 1只

玉竹⋯⋯⋯⋯⋯⋯⋯⋯ 30克

沙参⋯⋯⋯⋯⋯⋯⋯⋯ 30克

葱、姜、盐各适量

做法

1.将老鸭处理干净，氽去血水，斩块备用。

2.姜洗净切片；葱洗净切成花。

3.沙参、玉竹洗净。

4.锅中加适量水煮沸，下入沙参、老鸭、玉竹、姜片，转小火煨煮1个小时后，加入盐，撒上葱花即可。

养生功效

　　老鸭、玉竹、沙参都具有养阴润肺、益胃生津、养颜护肤的功效，适宜津亏肠燥型便秘者，气管炎、阴虚咳嗽患者，皮肤干燥、无弹性者食用。

黑豆红枣猪皮汤

材料

猪皮⋯⋯⋯⋯⋯⋯⋯⋯ 200克

黑豆⋯⋯⋯⋯⋯⋯⋯⋯ 50克

红枣⋯⋯⋯⋯⋯⋯⋯⋯ 10颗

盐⋯⋯⋯⋯⋯⋯⋯⋯ 3克

鸡精⋯⋯⋯⋯⋯⋯⋯⋯ 适量

做法

1.猪皮刮净，入开水中氽烫，待凉后切块；黑豆、红枣分别洗净，红枣去核，泡发。

2.黑豆、红枣放入砂锅，加适量水煲至黑豆烂，再加猪皮煲30分钟，煲至猪皮软化，加入盐、鸡精拌匀即可。

养生功效

　　黑豆可养血补肾；猪皮可滋阴补虚、养血益气；而红枣是调理气血不足的上等补品。三者都具有促进血液循环的功效，对面色姜黄者有一定的食疗作用。

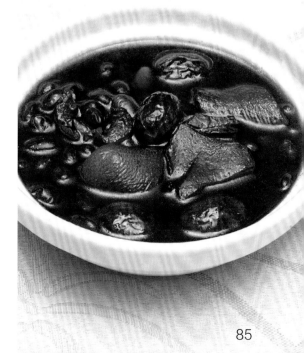

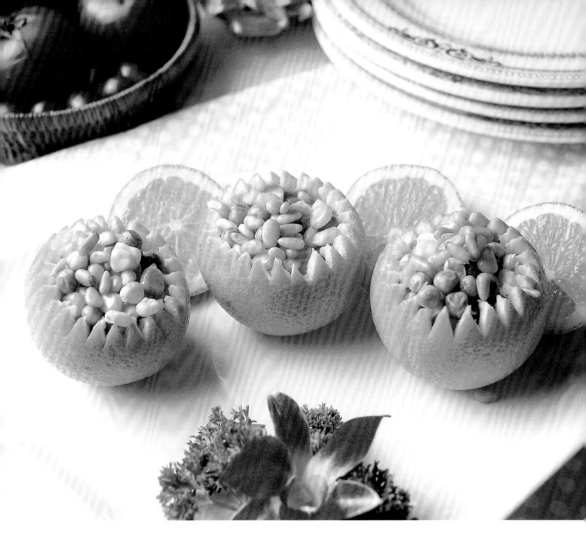

黄金玉米盏

材料

橙子⋯⋯⋯⋯⋯⋯⋯⋯⋯ 3 个
玉米⋯⋯⋯⋯⋯⋯⋯⋯⋯ 50 克
青豆⋯⋯⋯⋯⋯⋯⋯⋯⋯ 30 克
松子仁⋯⋯⋯⋯⋯⋯⋯⋯ 30 克
食用油⋯⋯⋯⋯⋯⋯⋯⋯ 适量

做法

1. 将橙子洗净，去掉上面1/5的皮，再将里面的肉挖空备用；将挖出的橙肉切成小粒。
2. 锅上火，放入食用油烧热，放入玉米、青豆、松子仁炒熟。
3. 将炒熟的玉米、青豆、松子仁放入挖空的橙子内，再将橙肉粒放在上面即可。

养生功效

　　本品可开胃消食、养颜护肤、健脾和胃，胸膈满闷、恶心欲吐、饮酒过多、宿醉未醒、大便燥结、食欲不振、皮肤有色斑者皆宜食用。

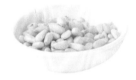

松子仁： 补气养血、润燥滑肠

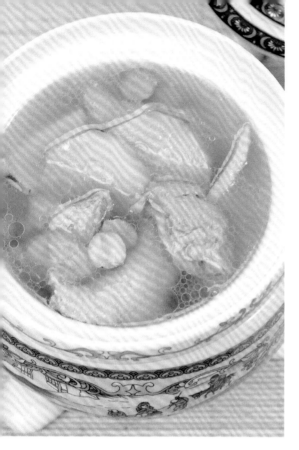

节瓜山药炖老鸭

材料
老鸭························ 400 克
节瓜························ 150 克
莲子························ 适量
山药、盐、味精各适量

做法
1. 老鸭洗净斩块，氽烫；节瓜洗净去皮，切块；莲子洗净去心；山药洗净去皮，切块。
2. 将老鸭、节瓜、莲子、山药入锅，加适量清水，大火煮沸后改小火慢炖2.5个小时，调入盐、味精即可。

养生功效
　　老鸭有滋阴养胃、大补虚劳之效；山药补肺、脾、肾三脏之气；节瓜、莲子均可健脾胃。四者搭配食用，可强健脾胃、延缓衰老，有助于消除疲劳。

熟地黄双味肠粉

材料
红枣························ 2 颗
虾仁························ 20 克
韭菜························ 80 克
猪肉丝······················ 40 克
河粉························ 100 克
熟地黄、枸杞子各适量

做法
1. 枸杞子、熟地黄、红枣洗净，加水煎汁。
2. 虾仁、韭菜、猪肉丝处理干净，一片河粉包入猪肉丝和韭菜，另一片河粉包入虾仁和韭菜，上锅蒸熟后淋上药汁即可。

养生功效
　　本品可滋阴补血、补益肝肾，适宜血虚痿弱、眩晕心悸、月经不调、肝肾阴亏、腰膝酸软、耳鸣耳聋、头目昏花、须发早白等症患者食用。

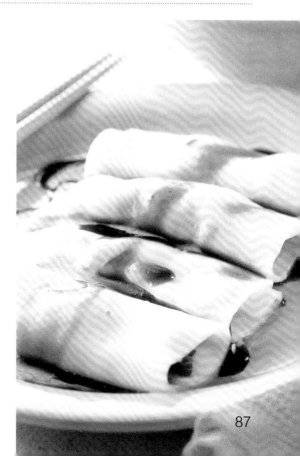

鲍汁辽参

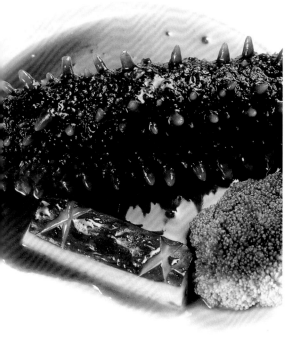

材料

辽参······················· 1 个
老鸡······················· 500 克
牛腩排····················· 200 克
白糖······················· 10 克
生抽······················· 8 毫升
鲍汁、西蓝花、黄瓜块各适量

做法

1. 辽参洗净，入锅蒸熟取出；西蓝花、黄瓜块洗净摆盘。
2. 锅置火上，倒入鲍汁，加入老鸡、牛腩排煮熟，调入白糖、生抽拌匀。
3. 将煮好的鲍汁淋在辽参上即可。

养生功效

　　本品可养血润燥、滋阴补肾、养颜护肤。适宜便秘、腰膝酸软、不孕、神经衰弱、听力减退患者食用。

文蛤蒸鸡蛋

材料

文蛤······················· 200 克
鸡蛋······················· 200 克
红椒末····················· 少许
葱花······················· 5 克
盐························· 3 克
香油······················· 适量

做法

1. 用刀把文蛤口分开，洗净；鸡蛋磕入碗中，搅打成蛋液。
2. 文蛤摆入碗中；鸡蛋加水、盐拌匀，倒入装有文蛤的碗中，再滴入少许香油，撒上葱花、红椒末，放入锅中蒸15分钟即可。

养生功效

　　本品可滋阴润燥、益气补虚、养颜抗衰，适宜气血不足、热病烦渴、肝肾阴虚者食用。

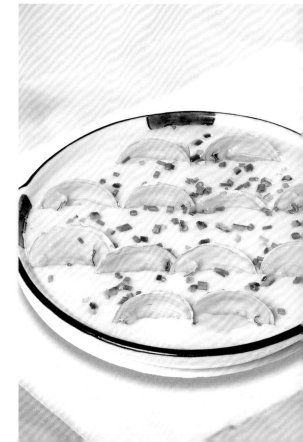

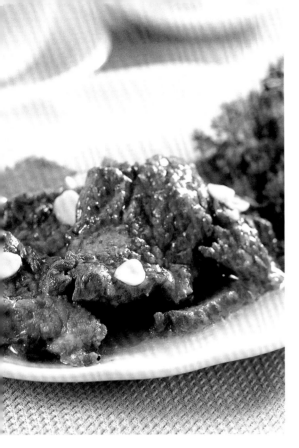

杏仁牛肉

材料

牛肉···························· 500 克
杏仁···························· 5 克
姜末···························· 15 克
葱末···························· 15 克
盐······························· 3 克
味精、淀粉、食用油、白酒各适量

做法

1. 将牛肉洗净切成厚片，加入姜末、葱末、白酒，腌渍1个小时。
2. 将腌好的牛肉放入油锅中，煎熟，摆放在碟子上。
3. 锅上火，加入清水和盐、味精，煮沸后用淀粉勾芡，淋在碟中，撒上杏仁即可。

养生功效

　　本品可止咳平喘、补中益气、延缓衰老，适宜虚劳咳嗽、气短体虚、脾胃虚弱者食用。

板栗排骨汤

材料

板栗···························· 250 克
猪排骨·························· 500 克
胡萝卜·························· 1 根
盐······························· 3 克

做法

1. 板栗入沸水中煮约5分钟，捞起剥膜。
2. 猪排骨剁块，入沸水中汆烫；胡萝卜去皮，冲净切块。
3. 将除盐以外的材料放入锅内，加水至盖过材料，大火煮开后转小火续煮约30分钟，加盐调味即成。

养生功效

　　本品可健脾养胃、补肾强筋、延缓衰老，适宜脾胃虚弱者，肾虚引起的小便频繁、腰腿无力者，骨质疏松者食用。

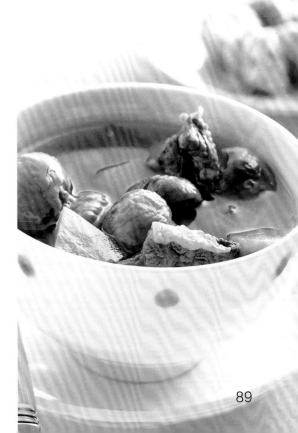

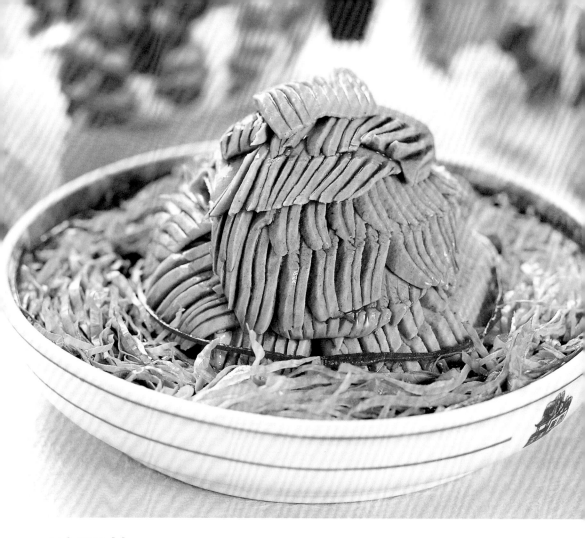

碎腰花

材料

猪腰⋯⋯⋯⋯⋯⋯⋯⋯ 550 克
生菜丝⋯⋯⋯⋯⋯⋯⋯⋯ 100 克
料酒、生抽、白醋、味精、蚝油、
葱花、蒜泥、胡椒粉、红椒丝、
香油各适量

做法

1.猪腰去白筋，切成梳子花刀，洗净。
2.放入沸水汆至熟捞起，用纯净水冲凉；将料
　酒、生抽、白醋、味精、蚝油、葱花、蒜
　泥、胡椒粉、香油调匀，制成调味汁。
3.将腰花放入盆中，浇入调味汁，用生菜丝、
　红椒丝围边即可。

养生功效

　　本品可补益肾气、强肾壮腰、延缓衰老，
适宜肾虚引起的腰酸腰痛、盗汗者，肾虚耳聋、
耳鸣的老年患者食用。

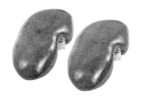

猪腰： 补益肾气、强肾壮腰

虫草杏仁鹌鹑汤

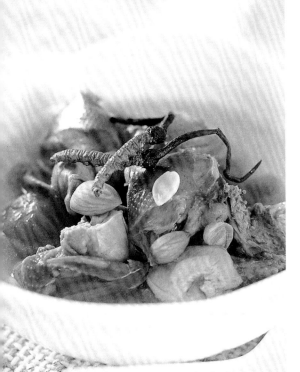

材料

冬虫夏草······························ 6 克
杏仁······························ 15 克
鹌鹑······························ 1 只
蜜枣······························ 3 颗
盐······························ 5 克

做法

1. 冬虫夏草洗净，浸泡；杏仁用温水浸泡，去
   皮、尖，洗净；鹌鹑去内脏，洗净，斩块，
   氽烫；蜜枣洗净备用。
2. 将除盐以外的所有材料放入炖盅内，注入适
   量沸水，加盖，隔水炖煮4个小时后，加盐
   调味即可。

养生功效

　　本品可温补肾阳、化痰止咳、益气抗衰。
肺肾两虚、咳嗽气短、自汗盗汗、腰膝酸软、
病后虚弱等患者皆宜食用。

白萝卜炖羊肉

材料

羊肉······························ 350 克
白萝卜······························ 100 克
枸杞子······························ 10 克
姜······························ 5 克
盐······························ 3 克
鸡精······························ 1 克

做法

1. 羊肉洗净切块，氽烫；白萝卜洗净，去皮，
   切块；姜洗净，切片；枸杞子洗净。
2. 炖锅加水煮沸，放入羊肉、白萝卜、姜、枸
   杞子以小火炖2个小时，加入盐、鸡精调味
   即可。

养生功效

　　本品可温中补虚、温补肾阳、延缓衰老，
适宜脾胃虚寒、体质偏寒、气血不足、肾虚所
致腰膝酸软、尿频者食用。

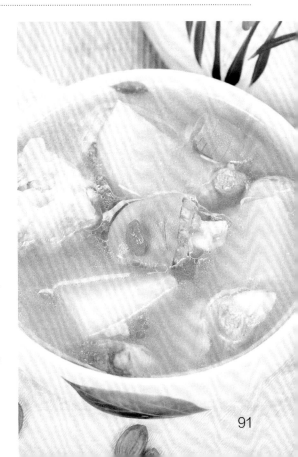

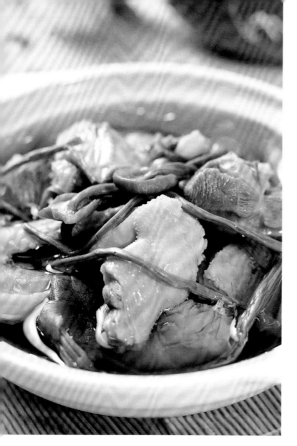

茶树菇蒸鹌鹑

材料

鹌鹑······ 300 克
茶树菇····· 100 克
盐········· 适量
味精······· 适量
酱油······· 适量

做法

1.鹌鹑宰杀后去毛洗净，剁块；茶树菇水发后，洗净泥沙备用。
2.将盐、味精、酱油兑成汁。
3.茶树菇入盘，鹌鹑放其上，淋上兑汁，入笼蒸熟即可。

养生功效

　　本品可滋阴补肾、增强免疫力、延缓衰老。适宜肾虚、尿频、水肿、高血压、体虚者食用。

香菇甲鱼汤

材料

甲鱼······· 500 克
香菇······· 10 克
腊肉······· 10 克
豆腐皮····· 10 克
麦冬······· 10 克
盐、上海青、鸡精、姜各适量

做法

1.甲鱼洗净；姜洗净切片；香菇洗净对半切；腊肉切片；上海青、豆腐皮、麦冬洗净。
2.甲鱼入沸水中汆去血水，放入瓦锅中，加姜片、麦冬，加水煲至甲鱼熟烂；加盐、鸡精调味，放入香菇、上海青、腊肉、豆腐皮摆盘即可。

养生功效

　　本品可软坚散结、滋阴补虚、抗衰养颜，适宜气阴亏损、瘿瘤、肝肾阴虚等症患者食用。

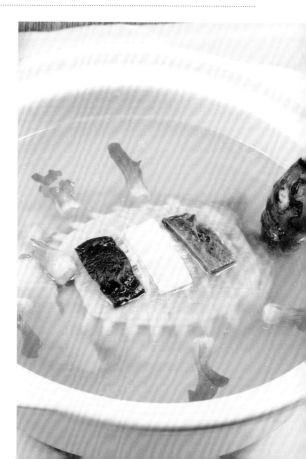

雪蛤枸杞子甜汤

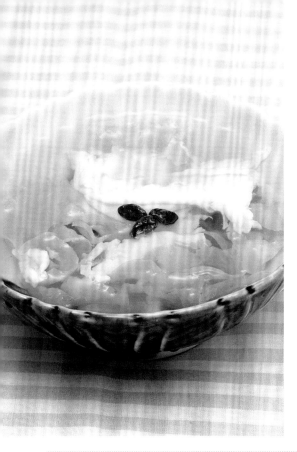

材料

枸杞子·························· 10 克
雪蛤····························· 1 只
冰糖···························· 适量

做法

1. 将雪蛤洗净，斩件；枸杞子洗净泡发。
2. 锅中注水烧开，放入雪蛤煮至熟，再加入枸杞子煮熟。
3. 加冰糖，搅拌待冰糖溶化即可。

养生功效

　　雪蛤可补肾益精、养阴润肺、健脑益智、平肝养胃；枸杞子可调节人体免疫功能，具有延缓衰老、抗脂肪肝、调节血脂和血糖、促进造血功能等作用。此汤具有滋阴养肝、润肤明目、生津止渴的功效，是爱美女性的一道养生佳品。

胡萝卜马蹄脊骨汤

材料

马蹄·························· 100 克
胡萝卜······················· 80 克
猪脊骨······················· 300 克
高汤、姜、盐、胡椒粉、葱末、料酒各适量

做法

1. 胡萝卜洗净切滚刀块；姜去皮切片；猪脊骨洗净斩块；马蹄洗净，去皮。
2. 锅中注水烧开，放入猪脊骨氽烫去血水。
3. 将高汤倒入锅中，加入除盐、胡椒粉外的材料，煲1个小时，调入盐、胡椒粉即可。

养生功效

　　本品可清热生津、明目、护肤养颜。骨质疏松、夜盲症、热病烦渴、皮肤干燥、痤疮、咽喉疼痛、小便不利患者皆宜食用。

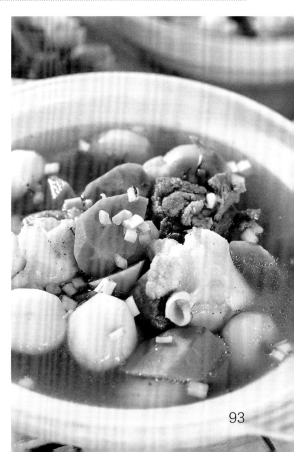

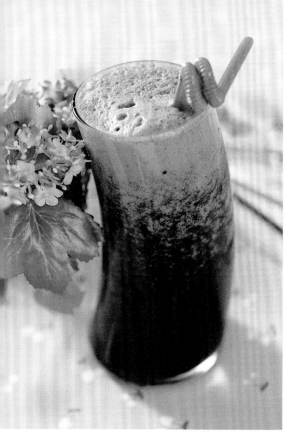

桑葚青梅杨桃汁

材料
桑葚·························· 80 克
青梅·························· 40 克
杨桃·························· 5 克

做法
1.将桑葚洗净备用；青梅洗净，去皮；杨桃洗净后切块。
2.将所有材料放入果汁机中搅打成汁即可。

养生功效
　　桑葚中含有大量人体所需的营养物质，还能使头发变得黑而亮泽，可用来美容养颜；与青梅、杨桃榨汁饮用，适宜食欲不振者，肝肾阴亏、眩晕耳鸣、心悸失眠患者，咽干口燥者，胃酸分泌过少者饮用。

马蹄白茅根茶

材料
鲜马蹄·························· 50 克
鲜白茅根·························· 30 克
白糖·························· 适量

做法
1.鲜马蹄、鲜白茅根分别用清水洗去泥渣，切碎备用。
2.锅洗净，置于火上，注入适量清水，以大火煮沸，将鲜马蹄、鲜白茅根一起入沸水煮20分钟左右，去渣。
3.加适量白糖，拌匀即可饮服。

养生功效
　　马蹄具有清热解毒、滋阴生津、利尿消肿、化湿祛痰、消食除胀的功效；白茅根能凉血止血、清热利尿。两者搭配，具有排毒养颜、利尿通淋的作用，可用于产后小便不利、尿道刺痛、排尿不畅等症的辅助治疗。

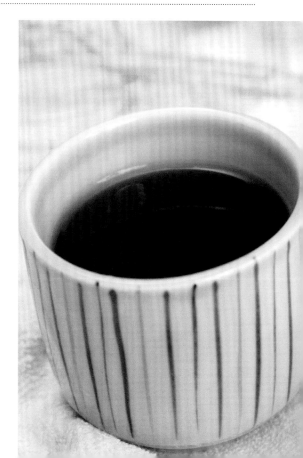

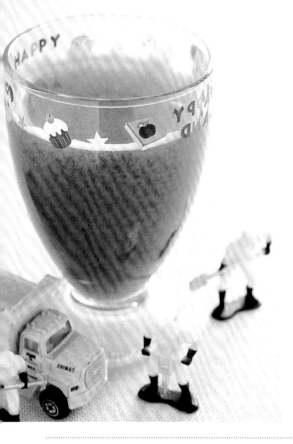

洛神杨桃汁

材料

干洛神花·························· 15 克

杨桃······························· 1 个

冰糖······························· 10 克

做法

1.干洛神花洗净，沥干，放入锅中，加500毫升冷开水，以小火煮至沸腾，加入冰糖搅拌至溶解后熄火，透过细滤网滤出纯净的洛神花汁，待降温备用。

2.将杨桃表皮洗净后擦干水分，切成长条，放入榨汁机内榨成汁，与50毫升洛神花汁搅拌均匀即可。

养生功效

　　洛神花具有疏肝醒脾、降压降糖的功效，与杨桃搭配榨成汁饮用，非常适宜爱美女性饮用。

柳橙柠檬蜂蜜汁

材料

柳橙······························· 2 个

柠檬······························· 1 个

蜂蜜······························· 适量

做法

1.将柳橙洗净，切半，用榨汁机榨出汁。

2.将柠檬放入榨汁机中榨成汁。

3.将柳橙汁、柠檬汁及蜂蜜混合，拌匀即可。

养生功效

　　柠檬中含有维生素 B_1、维生素 B_2、维生素 C 等多种营养成分，还含有丰富的柠檬酸，具有很强的抗氧化作用，对促进肌肤的新陈代谢、延缓衰老及抑制色素沉着等十分有效，适宜便秘、面部长色斑、上火、口渴口干者饮用。

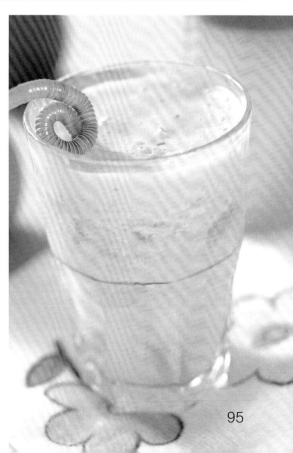

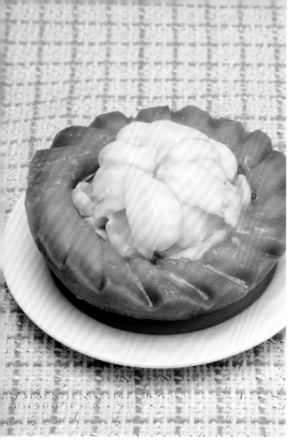

南瓜百合甜品

材料

南瓜·····························250 克
百合·····························250 克
白糖······························10 克
蜂蜜······························15 毫升

做法

1. 南瓜洗净，先切成两半，然后用刀在瓜面切锯齿形状的刀纹。
2. 百合洗净，逐片削去黄尖，用白糖拌匀，放入南瓜中，盛盘，放进锅中蒸煮，水煮开后，大火转为小火，煮至南瓜熟。
3. 取出，淋上备好的蜂蜜即可。

养生功效

　　南瓜可补中益气、降压降糖；百合能清心除烦。两者搭配食用，可缓解紧张、焦虑和烦躁的情绪，有利于改善肤色，舒缓心情。

花生牛奶

材料

花生仁························100 克
银耳··························10 克
枸杞子························20 克
牛奶··························300 毫升
冰糖··························适量

做法

1. 将枸杞子、花生仁、银耳洗净；银耳泡发30分钟撕片；枸杞子泡发。
2. 砂锅上火，倒入牛奶，加入枸杞子、花生仁、银耳和冰糖同煮至花生仁熟烂即成。

养生功效

　　牛奶、花生均含有丰富的蛋白质、钙质、维生素 E 等营养成分，且有益气补虚的作用；银耳可滋阴润肤、美容抗衰；枸杞子可滋补肝肾、防老抗衰。几者搭配食用，护肤抗衰效果更佳。

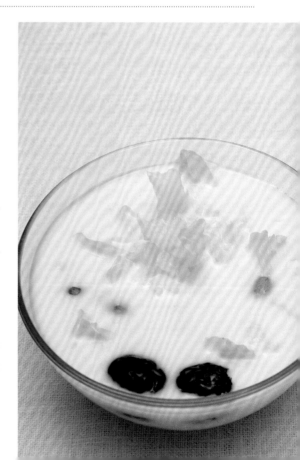

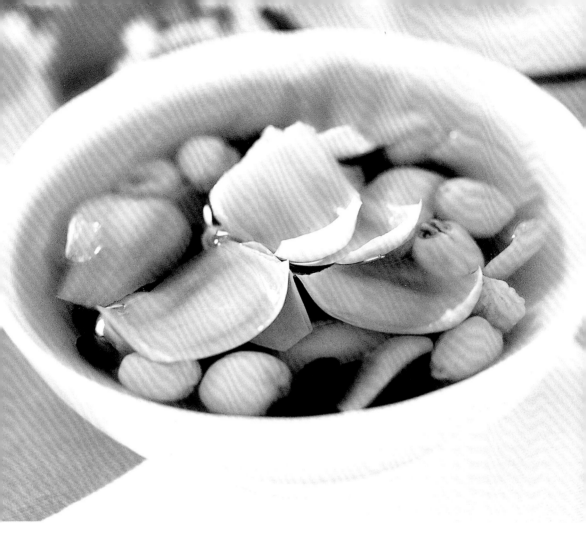

莲子百合汤

材料

百合·························· 20 克

莲子·························· 50 克

黑豆·························· 300 克

鲜椰汁························ 适量

冰糖·························· 30 克

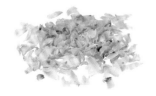

百合：养阴润肺、清心安神

做法

1.莲子洗净用沸水浸泡30分钟，再煲煮15分钟，倒出冲洗；百合洗净，浸泡；黑豆洗净，用沸水浸泡1个小时以上。

2.沸水中下黑豆，大火煲30分钟，下莲子、百合，中火煲45分钟，改小火煲1个小时。

3.下冰糖，待溶，调入鲜椰汁即成。

养生功效

　　莲子是著名滋养食物，可养神安宁、降血压。百合能补中益气、温肺止咳。此汤可滋阴润肺、养心安神、美白养颜。

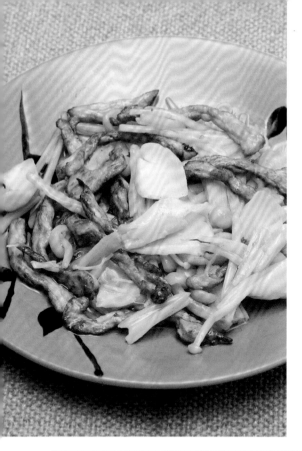

金针菇百合鸡丝

材料

鸡胸肉·························· 100 克

金针菇·························· 100 克

新鲜百合·························· 20 克

盐、黑胡椒粉、食用油各适量

做法

1. 将鸡胸肉洗净，氽去血水，切丝备用；新鲜百合剥瓣，处理干净；金针菇去蒂，洗净备用。
2. 热锅注入食用油，陆续放入鸡胸肉丝、金针菇、新鲜百合、盐、黑胡椒粉、清水一起翻炒。
3. 炒至百合呈半透明状即可。

养生功效

　　鸡肉具有温中、健脾、补虚的功效；金针菇可健脾；百合可清心润肺。三者搭配食用，可健脾、清心、养颜，缓解烦躁不安的情绪。

韭菜炒虾仁

材料

枸杞子·························· 10 克

虾仁·························· 200 克

韭菜·························· 250 克

盐·························· 5 克

料酒、淀粉、食用油各适量

做法

1. 虾仁洗净；韭菜洗净切段；枸杞子洗净泡发，备用。
2. 虾仁去泥肠，放入淀粉、盐、料酒，腌渍5分钟。
3. 锅置火上，放食用油烧热，下入虾仁、韭菜、枸杞子炒至熟，调入盐即可。

养生功效

　　本品可补肾壮阳、延缓衰老。性欲减弱、糖尿病、肾阳虚者皆宜食用。

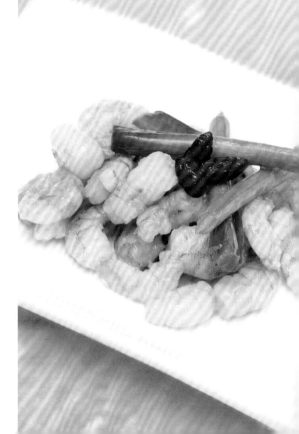

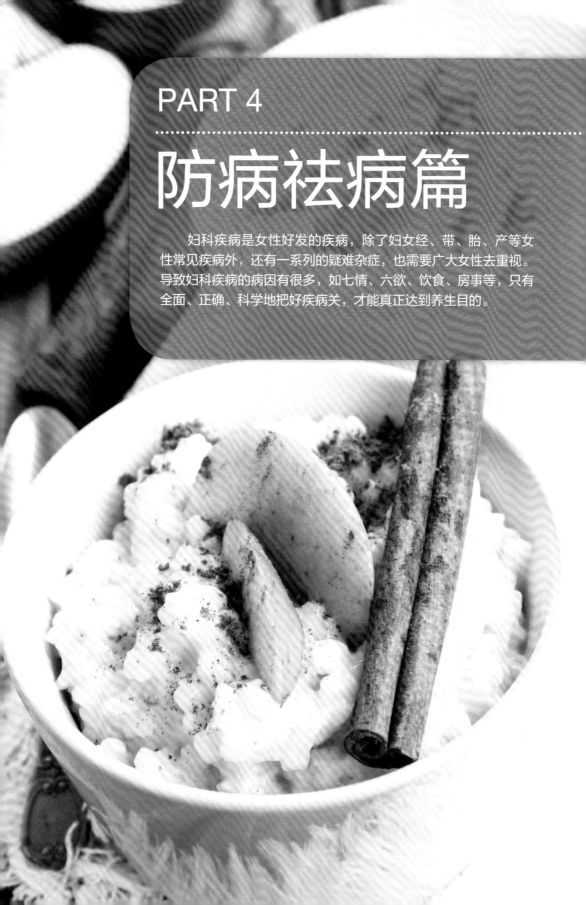

PART 4

防病祛病篇

妇科疾病是女性好发的疾病，除了妇女经、带、胎、产等女性常见疾病外，还有一系列的疑难杂症，也需要广大女性去重视。导致妇科疾病的病因有很多，如七情、六欲、饮食、房事等，只有全面、正确、科学地把好疾病关，才能真正达到养生目的。

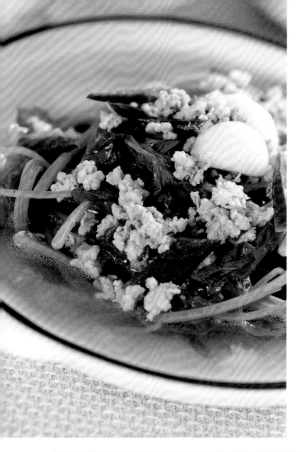

清汤益母草

材料

鲜益母草·················· 300 克

蒜···························· 10 克

猪瘦肉····················· 15 克

红椒························· 1 个

盐、味精、清汤各适量

做法

1. 鲜益母草去根洗净，入沸水烫熟装盘；蒜去皮洗净，入锅爆香；红椒洗净切块；猪瘦肉洗净剁碎。
2. 猪瘦肉入锅炒香，下入蒜、红椒、清汤、盐、味精煮沸，淋在鲜益母草上即可。

养生功效

　　益母草具有活血化淤、调经止痛的功效，对女性月经不调、痛经等均有较好的疗效；蒜可解毒、杀菌、增强抵抗力；猪瘦肉可益气补虚。三者配伍同用，可加强补虚调经的效果。

黑豆益母草瘦肉汤

材料

猪瘦肉····················· 250 克

黑豆························· 50 克

薏米························· 30 克

益母草、枸杞子、盐各适量

做法

1. 猪瘦肉洗净，切块，余烫；黑豆、薏米、枸杞子洗净，浸泡；益母草洗净。
2. 将猪瘦肉、黑豆、薏米放入锅中，加入清水慢煮2个小时。
3. 放入益母草、枸杞子稍炖，调入盐即可。

养生功效

　　益母草可活血化淤、清热解毒，是妇科月经病及产后病的要药，故有"益母"之称；黑豆具有解毒利尿、滋阴补肾的功效；薏米可清热祛湿、健脾益气。三者合用，对血热互结型月经过多有较好的食疗作用。

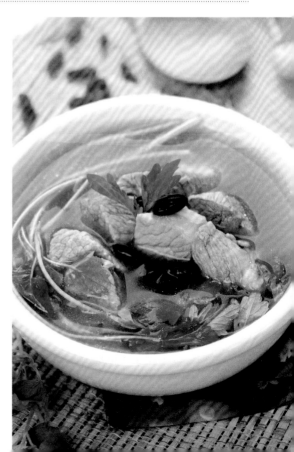

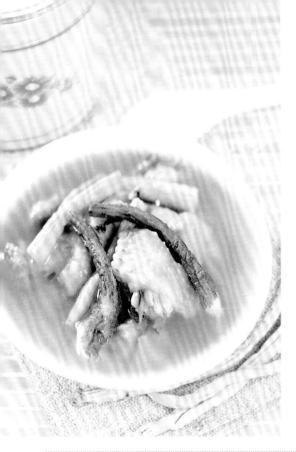

当归党参炖母鸡

材料

当归······························ 15 克
党参······························ 20 克
母鸡······························· 1 只
葱段、姜片、料酒、盐各适量

做法

1. 将母鸡宰杀后，去毛，去内脏，洗净剁块。
2. 将剁好的母鸡块放入沸水中汆去血水；当归、党参洗净。
3. 砂锅放在大火上，加适量水煮沸，放入母鸡块、当归、党参煮沸，转小火炖至母鸡肉烂熟，加入葱段、姜片、料酒、盐调味即成。

养生功效

　　当归可补血活血、调经止痛，为补血调经第一药；党参可益气补虚；母鸡可大补元气。三者搭配炖汤食用，对气血虚弱型痛经有很好的调养效果。

白术红枣粥

材料

大米······························ 100 克
白术······························· 适量
红枣······························· 适量
白糖······························· 4 克

做法

1. 大米洗净泡发；红枣、白术均洗净，备用。
2. 锅置火上，加入适量清水，放入大米，以大火煮开。
3. 再加入白术、红枣煮至粥呈浓稠状，调入白糖拌匀即可。

养生功效

　　白术有健脾补气、安胎的作用，可治疗气虚引起的胎动不安、胎漏下血；红枣可益气补血；大米能健脾养胃。三者同用，可加强补气安胎之功，对气血亏虚引起的先兆流产有较好的食疗效果。

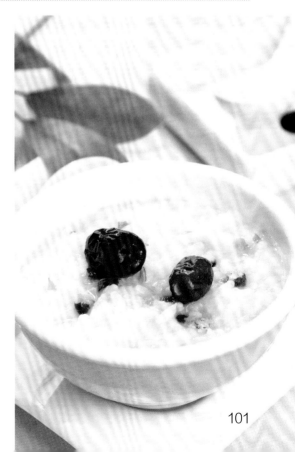

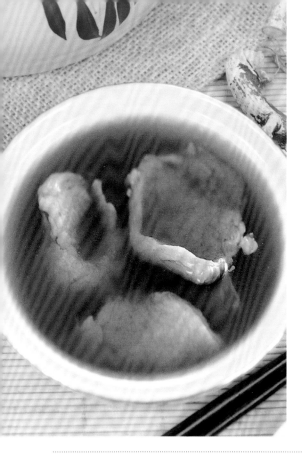

鱼腥草瘦肉汤

材料

鱼腥草⋯⋯⋯⋯⋯⋯⋯ 30 克
金银花⋯⋯⋯⋯⋯⋯⋯ 15 克
白茅根⋯⋯⋯⋯⋯⋯⋯ 25 克
连翘、猪瘦肉、盐、味精各适量

做法

1. 鱼腥草、金银花、白茅根、连翘均用清水洗净,放锅内加水煎汁,用小火煮30分钟,去渣留药汁。
2. 猪瘦肉洗净切片,放入药汁里,用小火煮熟,加盐、味精调味即成。

养生功效

鱼腥草可清热解毒、消肿排脓,对阴道炎患者、带下黄臭者有较好的治疗作用;金银花、连翘均可清热解毒、消炎杀菌;白茅根可凉血利尿。以上几味搭配,对急性乳腺炎、急性盆腔炎均有疗效。

芡实莲子猪小肠汤

材料

芡实⋯⋯⋯⋯⋯⋯⋯⋯ 100 克
茯苓⋯⋯⋯⋯⋯⋯⋯⋯ 50 克
干山药⋯⋯⋯⋯⋯⋯⋯ 50 克
薏米、猪小肠、莲子、盐、米酒各适量

做法

1. 将猪小肠处理干净,放入沸水中汆烫,捞出剪成小段。
2. 将芡实、茯苓、干山药、莲子、薏米洗净,与猪小肠一起入锅,加水至盖过所有材料,煮沸后用小火炖约30分钟,快熟时加盐调味,淋上米酒即可。

养生功效

芡实药性平和,能益肾健脾;茯苓、山药、莲子、薏米均可健脾祛湿。以上几味配伍,对脾虚或肾虚型带下过多有较好的食疗作用。

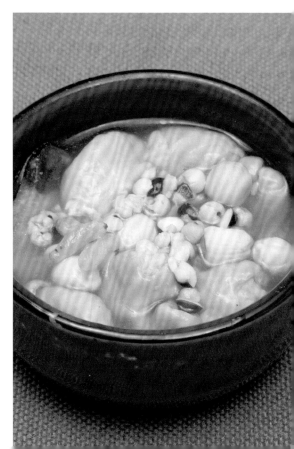

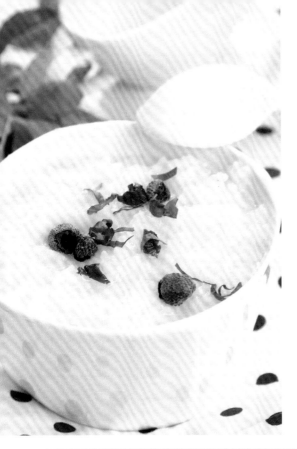

覆盆子粥

材料
大米·······························100 克
覆盆子·····························20 克
盐、青菜叶、红枣碎各适量

做法
1. 将大米洗净，泡发30分钟后捞出沥干水分；覆盆子洗净，用纱布包好，置于锅中，加适量清水煎取药汁备用。
2. 锅置火上，倒入清水，放入大米，大火煮至米粒开花。
3. 再倒入覆盆子药汁、青菜叶同煮片刻，转小火煮至浓稠状，调入盐，撒上红枣碎即可。

养生功效
　　覆盆子可固肾涩精、止带；大米可健脾补气。两者合用，对肾虚型带下量多、质稀如水、淋漓不断，伴有腰酸腰痛、小腹冷感、尿频或夜尿多者有较好的食疗效果。

鱼腥草乌鸡汤

材料
鲜鱼腥草·····················30 克
乌鸡···························半只
红枣···························5 颗
盐、味精各适量

做法
1. 鲜鱼腥草洗净；乌鸡洗净，斩块，入沸水中汆去血水，捞出；红枣洗净。
2. 将适量清水放入锅内，煮沸后加入鲜鱼腥草、乌鸡、红枣，大火煲开后，改用小火煲2个小时，加盐、味精调味即可。

养生功效
　　鱼腥草可清热解毒、消肿排脓，对子宫癌早期患者出现分泌液增多（浆液性或浆液血性分泌液）症状以及晚期合并感染出现脓血性分泌液，并伴有恶臭等症均有一定的改善作用。

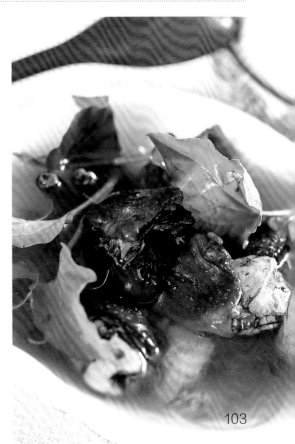

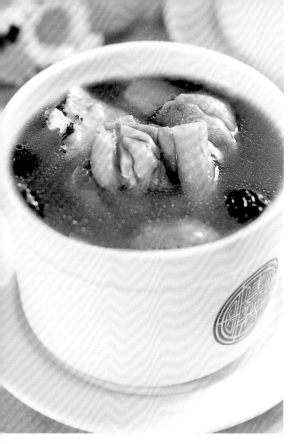

党参当归红枣鸡汤

材料

党参·························· 15 克
当归·························· 15 克
红枣·························· 8 颗
鸡腿·························· 1 只
盐···························· 3 克

做法

1. 鸡腿剁块，放入沸水中汆烫，捞起冲净。
2. 鸡腿、党参、当归、红枣一起入锅，加适量水以大火煮开，转小火续煮30分钟。
3. 起锅前加盐调味即可。

养生功效

　　本品有补血活血、防治贫血并调经的作用，可改善因贫血造成闭经、月经稀发、量少等症状。党参、当归配伍，可补气养血、促进红细胞生成、增强机体的造血功能；红枣可补益中气、养血补虚。

枸杞子桂圆银耳汤

材料

银耳·························· 50 克
枸杞子························ 20 克
桂圆肉························ 10 克
姜、盐、食用油各适量

做法

1. 桂圆肉、枸杞子洗净。
2. 银耳泡发，洗净，煮5分钟，捞起沥干水。
3. 锅下食用油，爆香姜后盛起；锅中另加适量水煲开，放入桂圆肉、枸杞子、银耳、姜再煲开，转小火煲1个小时，下盐调味即成。

养生功效

　　枸杞子可滋阴补肾；银耳可滋阴养液；桂圆能补血养心。以上几味配伍，对肝肾阴虚引起的带下过少、阴道干涩等症均有改善作用。

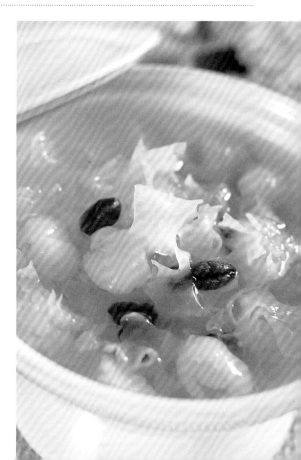

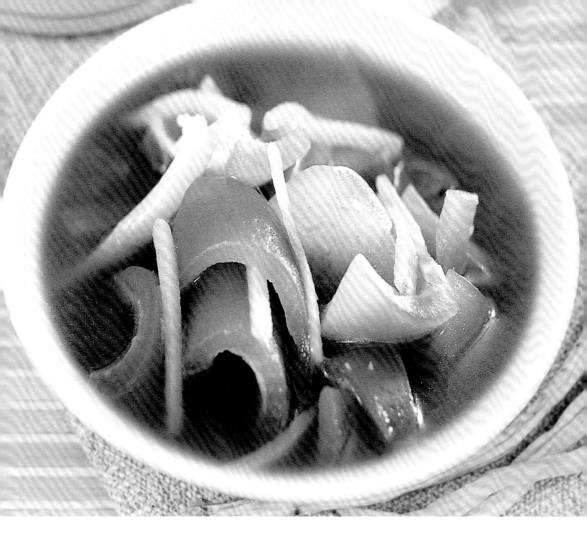

阿胶猪皮汤

材料

阿胶·························· 25 克
葱白·························· 15 克
猪皮·························· 500 克
姜···························· 适量
盐···························· 适量
蒜末·························· 适量
绍酒·························· 适量

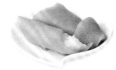

猪皮: 滋阴补虚、养颜美容

做法

1.阿胶放入碗内,加入绍酒,上蒸笼蒸至软。
2.把姜洗净切丝;把猪皮洗净放锅内煮透,捞出用刀将猪皮里外刮干净,再切成条。
3.锅内加适量沸水,下猪皮及阿胶、葱白、蒜末、姜丝、盐,先用大火煮开,再转小火熬30分钟即可。

养生功效

阿胶可滋阴补血;猪皮可滋阴益气、美容养颜。两者配伍煮汤食用,具有补血养阴的功效,对阴血不足引起的月经过少、皮肤干燥粗糙、闭经等有一定的食疗作用。

山药莲子粥

材料

大米	60 克
薏米	30 克
山药	适量
麦冬	适量
莲子	适量
冰糖	8 克
葱	8 克

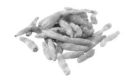

麦冬：养阴润肺、益胃生津

做法

1. 大米、薏米均洗净泡发；山药、麦冬、莲子均洗净，山药去皮，切成小块；葱洗净，切花。
2. 锅置火上，倒入适量清水，放入大米、薏米煮开，再入山药、麦门冬、莲子同煮。
3. 加入冰糖煮至浓稠状，撒上葱花即可。

养生功效

　　莲子作为保健食疗之用时，一般是不去莲子心的。莲子心是莲子中央的青绿色胚芽，味苦，有清热解毒、安神强心之功效，也有很好的降压作用。山药药食两用，可补肺、脾、肾三脏之气，对血压具有双向调节作用。

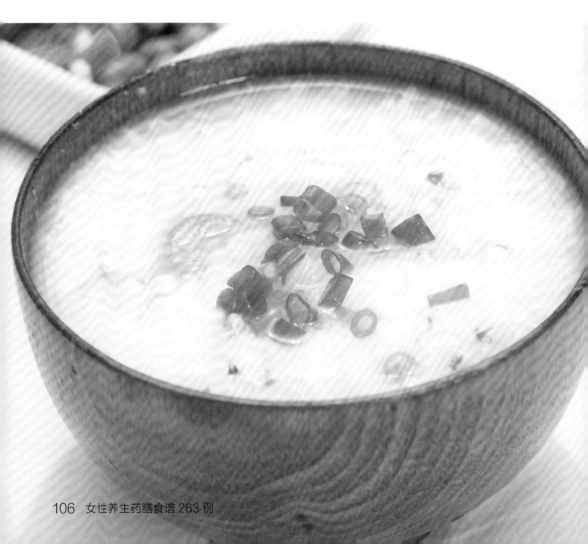

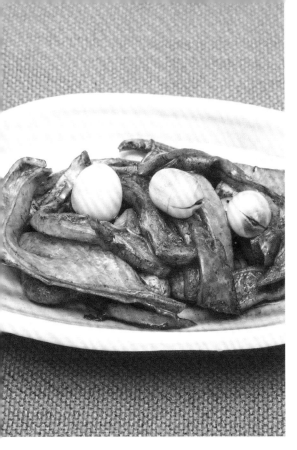

莲子拌猪肚

材料

莲子·························· 20 克

猪肚·························· 1 副

盐、葱、姜、蒜各适量

做法

1. 猪肚洗净，刮除残留在猪肚里的余油。
2. 莲子用清水泡发，去心；葱、姜、蒜洗净，装入猪肚内，用线将猪肚的口缝合。
3. 将猪肚放入沸水中汆烫一下，再清炖至猪肚完全熟烂；捞出、洗净，将猪肚切成条，与莲子一起装入盘中，加盐拌匀即可。

养生功效

　　猪肚具有益气补虚、健脾和胃的功效；莲子具有镇静安神的功效。两者搭配食用，对脾胃虚弱引起的阴道少量出血、神倦乏力、心悸、子宫脱垂等症均有食疗效果。

鲜车前草猪肚汤

材料

鲜车前草·················· 30 克

猪肚·························· 130 克

红枣·························· 3 颗

薏米、赤小豆、盐、淀粉各适量

做法

1. 鲜车前草、薏米、赤小豆洗净；猪肚外翻，用盐、淀粉反复搓擦，冲净。
2. 锅中注水煮沸，加入猪肚汆至收缩，捞出沥干，切片。
3. 砂锅内注入水，煮沸后加入除盐以外的材料，小火煲2个小时，加盐调味即可。

养生功效

　　车前草具有利尿通淋、消除水肿的功效；猪肚可健脾补虚；薏米、赤小豆可清热排脓。四者同用，对脾虚湿盛所致的妊娠水肿、白带增多有很好的食疗效果。

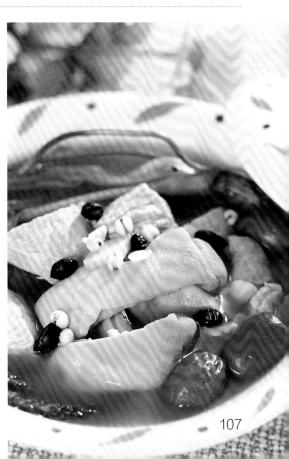

通草车前子茶

材料
通草·····················10 克
车前子·····················10 克
白茅根·····················8 克
黄芪·····················8 克
白糖·····················10 克

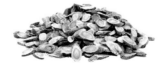

黄芪： 益气固表、保肝利尿

做法
1. 将通草、车前子、白茅根、黄芪洗净，盛入锅中，加1500毫升水煮茶。
2. 大火煮开后，转小火续煮15分钟。
3. 煮好后捞出药渣加入白糖即成。

养生功效
　　通草、车前子、白茅根均有清热解毒、利尿消肿的功效，对尿道炎引起的排尿困难、涩痛，小便短赤、尿血等症有辅助治疗效果。黄芪可补气健脾、化气行水。四味药材配伍，尤其适合慢性尿道炎、肾炎等患者服用。

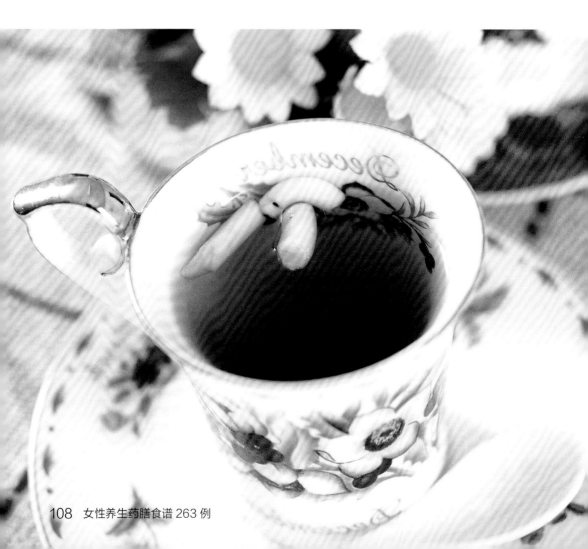

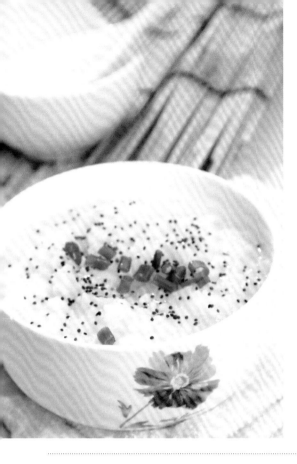

菟丝子粥

材料

大米······························ 100 克
菟丝子···························· 20 克
白糖······························ 适量
葱································ 适量

做法

1. 将大米淘洗干净，置于冷水中浸泡30分钟后捞出沥干水分，备用；葱洗净，切花。
2. 锅置火上，倒入适量清水，放入大米，以大火煮至米粒开花。
3. 再加入菟丝子煮至浓稠状，撒上葱花，调入白糖拌匀即可。

养生功效

菟丝子具有固肾缩尿、理气安胎、明目、止泻的功效，对肝肾亏虚引起的胎动不安、腰膝酸软、神疲乏力等症均有很好的疗效。

益母草茉莉花饮

材料

益母草··························· 30 克
茉莉花··························· 20 克

做法

1. 益母草清洗干净，放入沸水中煮开，取其汁，备用。
2. 将茉莉花用开水浸泡片刻，再冲净，然后放入壶中，冲入沸水，浸泡约3分钟。
3. 把益母草汁与茉莉花茶混合即可。

养生功效

本品可活血化淤、理气和中。月经不调、痛经、下痢腹痛、目赤肿痛、疮疡肿毒、肝郁气滞等病症患者皆宜饮用。

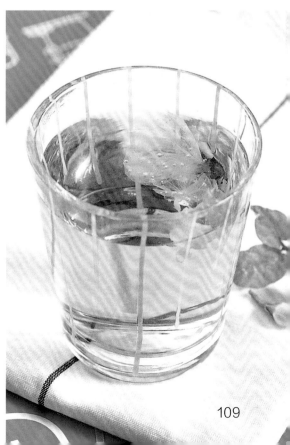

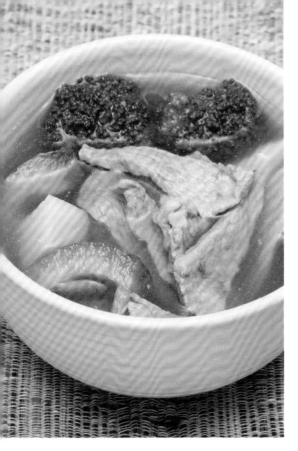

黄芪蔬菜牛肉汤

材料

黄芪······························ 25 克

牛肉······························ 500 克

西蓝花··························· 150 克

西红柿、土豆、盐各适量

做法

1. 牛肉切大块，放入沸水中汆烫，捞起，冲净；西红柿洗净、切块；西蓝花切小朵，洗净；土豆去皮切块。
2. 将备好的牛肉、土豆、西红柿、西蓝花和黄芪一起放入锅中，加水至盖过所有材料。
3. 以大火煮开后转用小火续煮30分钟，最后加入盐调味即可。

养生功效

　　黄芪可益气补虚，牛肉是增强体质的佳品。二者合用，能改善身体虚弱症状，适合体虚乏力、脾气亏虚、神疲体倦者食用。

黄芪山药鲫鱼汤

材料

黄芪······························ 15 克

干山药··························· 30 克

鲫鱼······························ 1 条

姜、葱、盐、米酒各适量

做法

1. 将鲫鱼去除鳞、内脏，清理干净，然后在鱼的两面各划一刀备用；姜洗净、切片；葱洗净，切丝。
2. 将黄芪、干山药放入锅中，加水煮沸，再转为小火熬煮大约15分钟；再转中火，放入姜片和鲫鱼煮8~10分钟。
3. 鲫鱼熟后加盐、米酒调味，撒上葱丝即可。

养生功效

　　鲫鱼可健脾消肿；黄芪可补气健脾；山药是药食两用的补气佳品。以上三味搭配食用，对脾虚型妊娠水肿有较好的食疗效果。

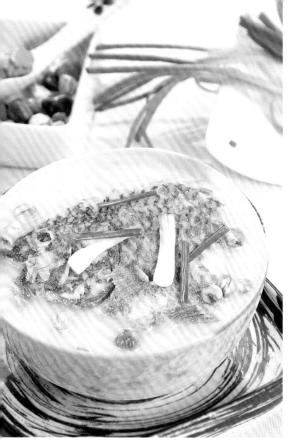

豆蔻陈皮鲫鱼汤

材料

鲫鱼·····················1 条
豆蔻·····················10 克
陈皮·····················5 克
葱段·····················15 克
盐、食用油各适量

做法

1. 鲫鱼宰杀后处理干净，斩成两段后下入热油锅中煎香；豆蔻、陈皮均洗净浮尘。
2. 锅置火上，倒入适量清水，放入鲫鱼，待水煮开后加入豆蔻、陈皮，煲至汤汁呈乳白色，加入葱段熬煮20分钟，调入盐即可。

养生功效

　　豆蔻有行气暖胃、宽中止呕的功效；陈皮能理气、健脾、调中；鲫鱼可益气健脾、益胃止呕。三者配伍同食，对妊娠期恶心、厌食、呕吐，食后腹胀、腹泻等病症有一定的疗效。

党参枸杞子鸡汤

材料

枸杞子·····················30 克
党参·····················20 克
鸡·····················300 克
红枣·····················30 克
姜、葱、香油、盐、生抽、
胡椒粉、料酒各适量

做法

1. 将鸡洗净后剁成块状；红枣、枸杞子、党参洗净；姜洗净切片、葱洗净切段备用。
2. 将鸡块、枸杞子、党参、红枣、姜片、葱段入水炖煮，加入盐、生抽、胡椒粉、料酒煮约10分钟；转小火稍炖，淋上香油即可。

养生功效

　　红枣可补中益气、养血安神；枸杞子可滋补肝肾；鸡肉可强身健体、补虚。三者合用，适宜产后血晕属血虚气脱型者食用。

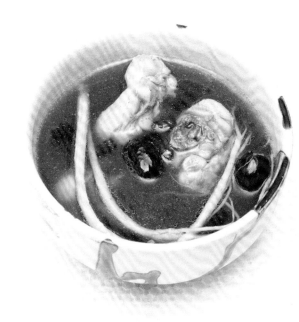

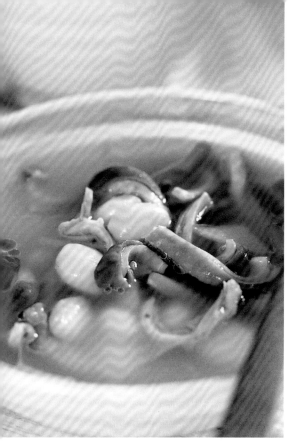

银杏猪肚汤

材料

猪肚·························· 300 克

银杏·························· 30 克

葱··························· 15 克

姜片、高汤、盐、料酒、淀粉各适量

做法

1. 猪肚用盐和淀粉抓洗干净，重复2～3次后冲洗干净，切条；葱洗净切段。
2. 将猪肚和银杏放入锅中，加入适量水煮20分钟至熟，捞出沥干水分。
3. 将猪肚、银杏、葱段、姜片放入瓦罐内，加入高汤及料酒，小火煮至猪肚条软烂即可。

养生功效

　　猪肚可补气、健脾、止带；银杏收涩而固下焦，能收涩止带，为治疗带下白浊之常用药。两者配伍同用，对脾虚型带下量多、质稀、绵绵不断，小腹空坠者有较好的食疗效果。

猪肚老鸭汤

材料

猪肚·························· 300 克

姜片·························· 15 克

老鸭··························· 1 只

盐、胡椒粉、高汤各适量

做法

1. 老鸭去毛、内脏，斩块，入沸水中汆熟，捞出备用。
2. 猪肚洗净，入沸水中汆烫，捞出切条状。
3. 锅中入高汤，放入老鸭、猪肚、姜片煮4小时，调入盐、胡椒粉调匀即可。

养生功效

　　猪肚具有健脾补虚的功效；老鸭可利水消肿。二者合用，对气虚型产后小便不利者有较好的疗效。

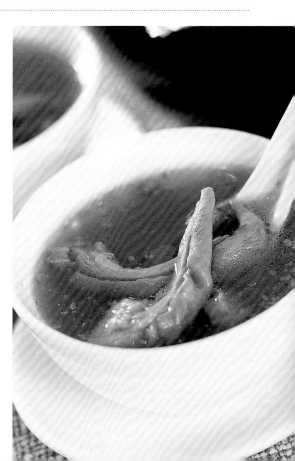

鹿茸黄芪煲鸡

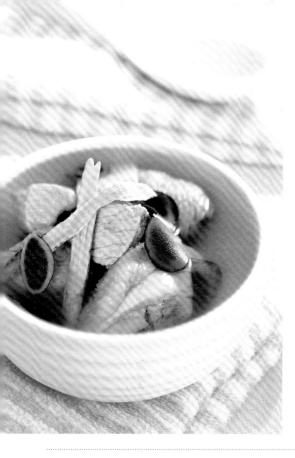

材料

鸡肉······························ 300 克
猪瘦肉···························· 200 克
鹿茸片····························· 20 克
黄芪、姜、盐各适量

做法

1. 将鹿茸片、黄芪洗净；姜去皮、切片；猪瘦肉切成厚块。
2. 将鸡肉洗净，斩成块，放入沸水中汆去血水后捞出。
3. 锅内注入水，下入所有食材以大火煲沸后，再改小火煲3个小时，调入盐即可。

养生功效

　　鹿茸能补肾壮阳、益精生髓；黄芪可健脾、益气、补虚。两者合用，对肾阳不足、脾胃虚弱、精血亏虚所致的卵巢早衰、宫冷不孕、尿频遗尿、腰膝酸软等症均有较好的效果。

党参鱼头汤

材料

鱼头······························· 1 个
干山药···························· 10 克
沙参······························· 10 克
党参······························· 10 克
红枣······························· 10 颗
枸杞子、盐、胡椒粉、食用油各适量

做法

1. 鱼头洗净，剖两半，入热油锅中稍煎；干山药、党参、红枣、沙参均洗净；枸杞子泡发洗净。
2. 汤锅加入适量清水，大火煮沸，放入鱼头煲至汤汁呈乳白色；放入除盐、胡椒粉外的所有材料炖1个小时，调入盐、胡椒粉即可。

养生功效

　　此品适宜气阴两虚所致气短乏力、口干舌燥、月经减少、五心烦热等症者食用。

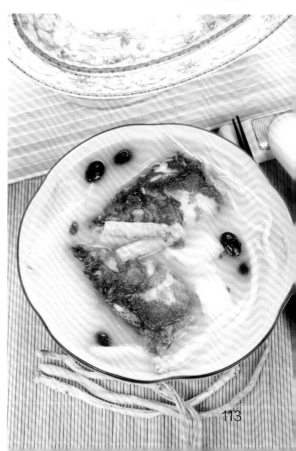

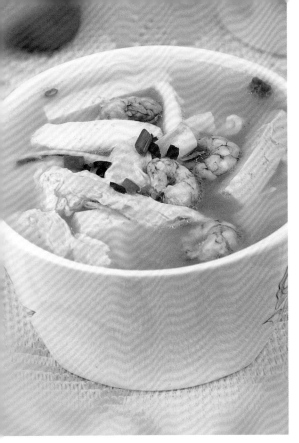

鱿鱼虾仁豆腐汤

材料

鱿鱼·····························100 克
虾仁·····························100 克
豆腐·····························125 克
鸡蛋·································1 个
盐、葱花、红椒末各适量

做法

1. 将鱿鱼、虾仁处理干净；豆腐洗净切条；鸡蛋打入碗中搅匀备用。
2. 净锅上火倒入水，下入鱿鱼、虾仁、豆腐煮开至熟后，倒入鸡蛋，煮开后调入盐，撒上葱花、红椒末即可。

养生功效

　　虾仁营养丰富，所含蛋白质是鱼、蛋、奶的几倍到几十倍，对身体虚弱以及产后乳汁不足的女性来说，都是极好的食物。

西葫芦煲螺肉

材料

螺肉·····························200 克
西葫芦····························250 克
香附·······························10 克
丹参、高汤、枸杞子、盐各适量

做法

1. 将螺肉反复搓洗干净；西葫芦洗净切方块备用；香附、丹参洗净，煎取药汁，滤去药渣备用。
2. 净锅上火倒入高汤，下入枸杞子、西葫芦、螺肉，大火煮开，转小火煲至熟，倒入药汁，煮沸后调入盐即可。

养生功效

　　螺肉具有利尿消肿等功效；西葫芦可清热利水；丹参可活血化淤；香附可理气活血、化淤止痛。以上四味合用，对血淤型产后小便不利有一定的食疗效果。

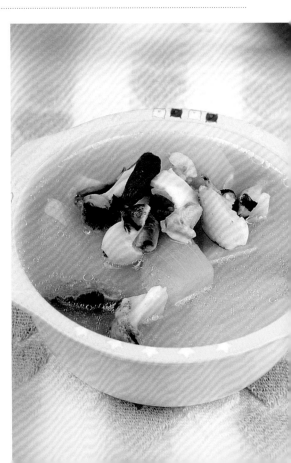

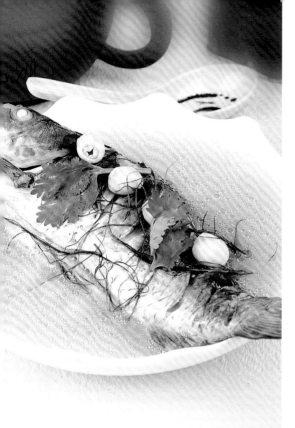

玉米须鲫鱼煲

材料

鲫鱼……………………… 450 克
玉米须…………………… 150 克
莲子……………………… 5 克
盐、味精、食用油、姜片、葱段、
枸杞子、香菜段各适量

做法

1. 鲫鱼处理干净，在鱼身上打花刀。
2. 玉米须、枸杞子、莲子洗净。
3. 油锅入葱段、姜片爆香，下入鲫鱼略煎，加入水、玉米须、莲子、枸杞子煲至熟，调入盐、味精，撒上香菜段即可。

养生功效

　　玉米须具有清热利湿、利尿通淋的功效，鲫鱼可健脾益气、利水通淋；莲子可健脾固肾。三者搭配食用，对产后气虚引起的小便不利、神倦体乏、气短等均有很好的食疗作用。

苦瓜黄豆牛蛙汤

材料

苦瓜……………………… 400 克
黄豆……………………… 50 克
牛蛙……………………… 500 克
鸡蛋、红枣、盐、淀粉、火腿各适量

做法

1. 苦瓜去瓤，洗净，切成小段；牛蛙处理干净；红枣泡发。
2. 鸡蛋入碗中打散，并加入水、淀粉调匀；火腿切丁。
3. 将适量清水放入瓦锅内，煮沸后加入除盐、鸡蛋液以外的材料，大火煮沸后，改用小火煲40分钟，淋入鸡蛋液，加盐调味即可。

养生功效

　　苦瓜能清热、排毒；黄豆可健脾利尿；牛蛙可清热解毒。三者搭配煮汤食用，对湿热引起的尿道炎有一定的食疗效果。

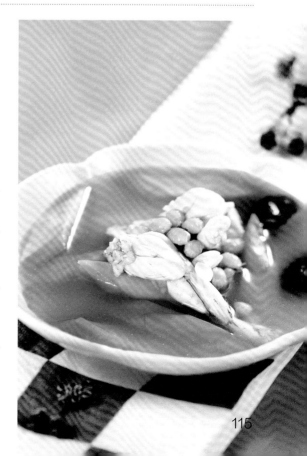

当归熟地黄羊肉

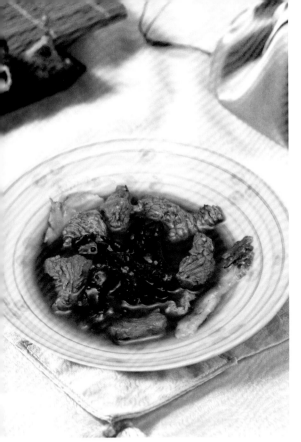

材料

当归·······························20 克
熟地黄·····························20 克
羊肉······························500 克
干姜、盐、黄酒、酱油各适量

做法

1. 将羊肉用清水冲洗，洗去血水，切成块状，放入砂锅中。
2. 放入当归、熟地黄、干姜、酱油、盐、黄酒，加入适量清水，没过材料即可。
3. 开大火煮沸，再改用小火煮至羊肉熟烂即可。

养生功效

当归既补血又活血，对血淤或血虚引起的闭经均有疗效；熟地黄可补血养肾；羊肉能温经祛寒，可改善寒凝血淤引起的闭经。三者搭配，能活血化淤、散寒止痛，改善月经不调、贫血、腹部冷痛、四肢冰凉、腰膝酸软等症状。

银杏蒸鸡蛋

材料

鸡蛋·······························2 个
银杏·······························5 颗
盐·································3 克

做法

1. 银杏洗净剥皮；鸡蛋加盐打匀，加温水调匀成蛋液，盛入碗内，加入银杏。
2. 锅中加水，待水开后转中小火隔水蒸蛋，每隔3分钟左右掀1次锅盖，让水蒸气溢出，保持蛋面不起气泡，约蒸15分钟即可。
3. 可酌加猪肉片等配料同蒸，但不宜搭配海鲜，否则反使咳嗽加重。

养生功效

此菜可敛肺气、定喘咳，并能调理脾胃、增加食欲，适宜咳嗽气急而痰多、哮喘者食用。

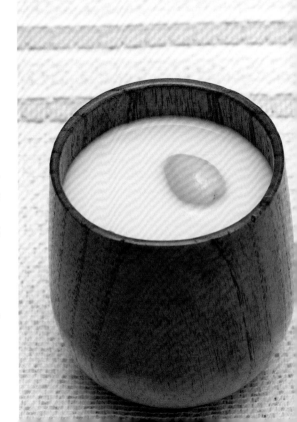

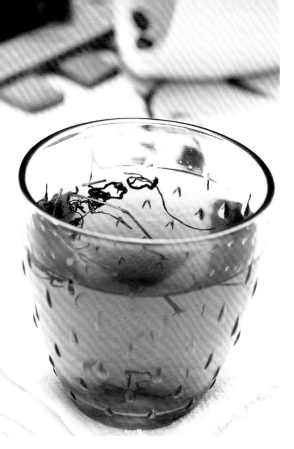

艾蒿蜂蜜茶

材料
干艾蒿······························ 30 克
蜂蜜······························ 10 毫升

做法
1.干艾蒿去掉灰尘，切成几段。
2.将水煮沸，倒入干艾蒿中，加盖闷泡5分钟。
3.把泡好艾蒿的汤倒入杯中，加入少量蜂蜜拌
　匀，趁温饮用。

养生功效
　　艾蒿具有理气血、逐寒湿、温经血的功效，
能使身体暖和，能缩短凝血时间，具有超强的
止血作用，尤其适合虚寒性子宫出血者。

半枝莲蛇舌草茶

材料
半枝莲······························ 30 克
白花蛇舌草······················ 30 克
冰糖······························ 少许

做法
1.将半枝莲、白花蛇舌草洗净，放入锅内。
2.砂锅洗净，倒入清水，至没过材料，以大火
　煮开，转小火慢煮30分钟。
3.直到药味熬出，加入适量冰糖，10分钟左右
　后即可饮用。

养生功效
　　白花蛇舌草有清热解毒、消肿散结的功效，
可辅助治疗各种类型的炎症；半枝莲可清热解
毒、散淤止痛、利水消肿。两者搭配煎水服用，
对湿热下注引起的宫颈炎、盆腔炎有一定的辅
助治疗作用。

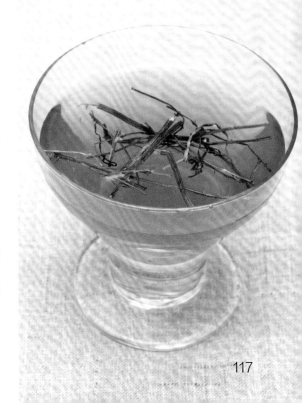

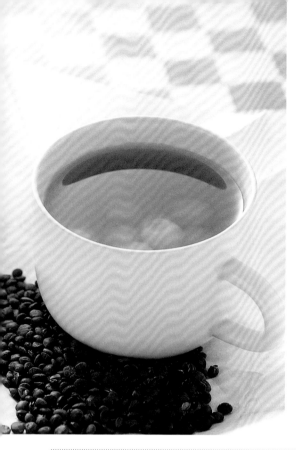

酸枣仁莲子茶

材料

莲子·························· 10 克
酸枣仁······················ 10 克
冰糖·························· 10 克

做法

1. 莲子洗净，泡水10分钟；酸枣仁放入棉布袋内备用。
2. 将莲子沥干水分后放入锅中，放入酸枣仁，加入适量清水，以大火煮沸，再转小火续煮20分钟，关火。
3. 加入冰糖搅拌至溶化，滤取茶即可(莲子亦可食用)。

养生功效

　　酸枣仁具有镇静安神的作用，适合因情绪烦躁导致失眠者；莲子含有丰富的色氨酸，有助于稳定情绪。此道茶饮对产后抑郁、神经衰弱、心悸、不易入眠者均有一定的疗效。

山楂荷叶泽泻茶

材料

山楂片······················ 10 克
干荷叶······················ 5 克
泽泻························· 10 克
冰糖························· 10 克

做法

1. 山楂片、泽泻冲洗干净。
2. 干荷叶剪成小片，冲净。
3. 将除冰糖外的材料盛入锅中，加适量清水以大火煮开，转小火续煮20分钟，加入冰糖搅拌，溶化即成。

养生功效

　　山楂具有降血脂、活血、消食等功效；荷叶、泽泻均有清热、利湿、消肿的功效。三者搭配煎水服用，对湿热型产后肥胖有很好的疗效。此外，常饮本品还可以有效防治脂肪肝、高血压、动脉硬化、肝炎等疾病。

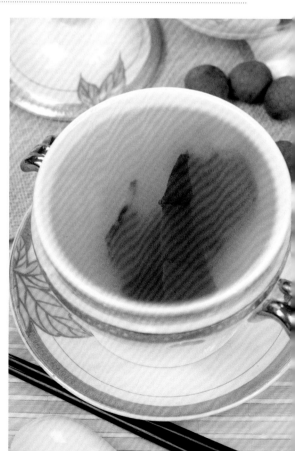

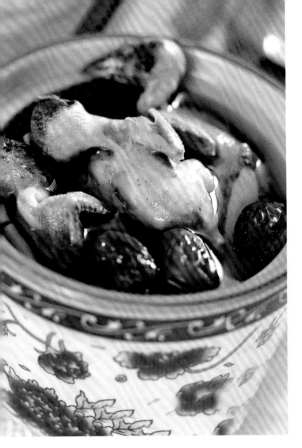

甘草红枣炖鹌鹑

材料

鹌鹑……………………… 3 只
甘草……………………… 10 克
猪瘦肉…………………… 30 克
红枣、姜、盐、味精各适量

做法

1.甘草、红枣入清水中浸透，洗净。
2.猪瘦肉洗净，切成小方块；鹌鹑洗净，与猪瘦肉一起入沸水中余去血沫后，捞出。
3.将除盐、味精外的材料装入炖盅内，加适量清水炖40分钟，调入盐、味精即可。

养生功效

　　鹌鹑具有滋肾阴、补气血、补脾胃的功效；红枣具有补血益气的功效；甘草能调和药性。以上几味配伍同用，对更年期综合征均有疗效，可缓解气血不足、腰膝酸软、面色晦暗等症状。

肉桂茴香炖鹌鹑

材料

鹌鹑……………………… 3 只
肉桂……………………… 10 克
胡椒粉…………………… 10 克
小茴香、杏仁、盐各适量

做法

1.鹌鹑去毛、内脏、脚爪，洗净；将杏仁洗净备用。
2.鹌鹑放入锅中，加适量清水，煮开，再加入肉桂、杏仁以小火炖2个小时。
3.最后加入小茴香、胡椒粉，焖煮10分钟，加盐调味即可。

养生功效

　　鹌鹑可滋补肾阴、益气养血；肉桂、小茴香均可暖宫散寒，与鹌鹑配伍同食，对不育、不孕均有一定的食疗效果，还可促进女性排卵，改善腰膝酸痛、性欲冷淡等症状。

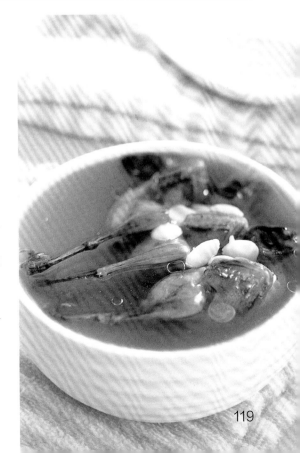

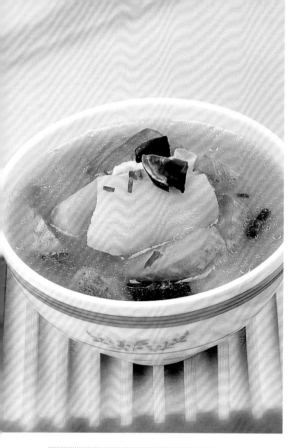

金银花猪蹄汤

材料

猪蹄·························· 1 只
黄瓜·························· 35 克
盐···························· 4 克
金银花、灵芝、白茅根各 15 克

做法

1. 猪蹄洗净切块、氽烫；黄瓜洗净，切块；金银花、白茅根洗净装入纱布袋，扎紧；灵芝洗净备用。
2. 锅加水上火，加入猪蹄、药袋、灵芝、盐煮开，煲至快熟时，下入黄瓜稍煮，捞起药袋丢弃即可。

养生功效

　　金银花可清热解毒；白茅根可凉血止血；猪蹄能通乳汁。以上各料同用，能清热、消肿、通乳，对哺乳期乳汁不足者有很好的食疗效果。

莲子芡实瘦肉汤

材料

猪瘦肉······················ 100 克
芡实························· 适量
莲子························· 适量
盐··························· 3 克

做法

1. 猪瘦肉洗净，剁成块；芡实洗净；莲子去皮、去心，洗净。
2. 锅注水煮开，放入猪瘦肉氽烫，捞起洗净。
3. 猪瘦肉、芡实、莲子入炖盅，注入水煮开后转小火煲煮2个小时，加盐调味即可。

养生功效

　　芡实有固肾涩精的功效，莲子可补脾止泻，猪瘦肉可补气养血。三者合用，对气血亏虚引起的习惯性流产、妊娠腹泻等均有一定的食疗效果，此汤还是一道补肾佳品。

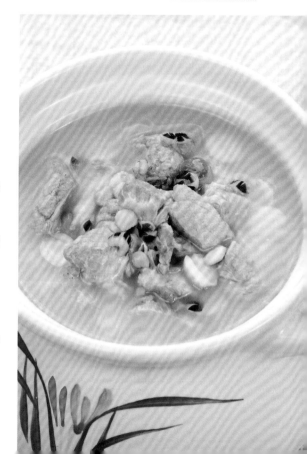

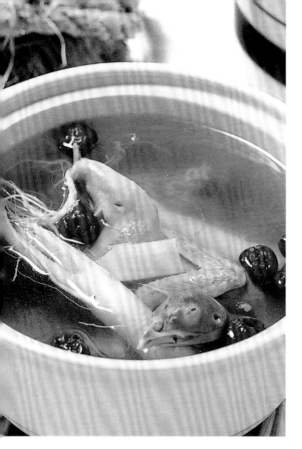

人参炖乳鸽

材料

乳鸽···························· 1只

人参···························· 30 克

红枣···························· 10 颗

姜、盐、味精各适量

做法

1. 乳鸽去毛和内脏，洗净，汆烫；人参洗净；红枣洗净去核；姜洗净去皮，切片。

2. 将乳鸽、人参、红枣、姜片同装入锅，加适量清水，用大火炖2个小时，加盐、味精调味即可。

养生功效

　　乳鸽可补肾益气；人参具有大补元气的功效，被认为能"治男妇一切虚证"，乃药材中的上品；红枣能补脾益气。诸药配伍，可辅助调理女性生理功能。

甲鱼红枣粥

材料

大米·················100 克

甲鱼肉················300 克

红枣·················10 颗

玄参、料酒、葱花、生姜末、

盐、食用油、鲜汤各适量

做法

1. 将大米淘净；甲鱼肉收拾干净，剁小块；玄参、红枣洗净。

2. 油锅烧热，入甲鱼肉翻炒，调入料酒，加盐炒熟后盛出。

3. 锅置火上入水，兑入鲜汤，放入大米煮至五成熟；放入甲鱼肉、玄参、红枣、生姜末煮粥成，加盐调匀，撒上葱花即可。

养生功效

　　甲鱼肉、玄参、红枣三者合用，对乳腺癌有一定的食疗作用。

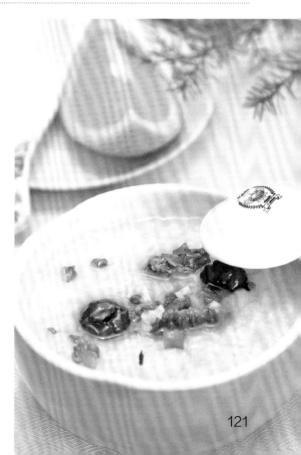

蒲公英苦瓜牛蛙汤

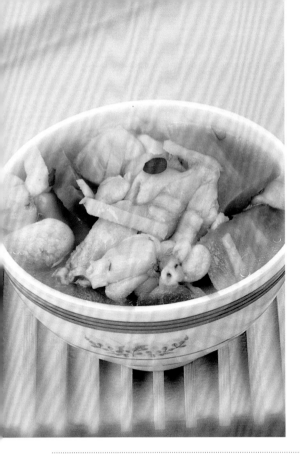

材料

紫花地丁⋯⋯⋯⋯⋯⋯⋯ 15 克
苦瓜⋯⋯⋯⋯⋯⋯⋯⋯⋯ 200 克
牛蛙⋯⋯⋯⋯⋯⋯⋯⋯⋯ 175 克
蒲公英、清汤、盐、枸杞子、姜丝各适量

做法

1. 将苦瓜去瓤，洗净切厚片，用盐水稍泡；紫花地丁、枸杞子、蒲公英洗净，备用。
2. 牛蛙处理干净斩块，氽烫备用。
3. 锅上火倒入清汤，调入盐、姜丝煮开，入牛蛙、苦瓜、紫花地丁、枸杞子、蒲公英，煲至熟即可。

养生功效

　　紫花地丁、蒲公英均有清热解毒、消肿排脓的作用；苦瓜可泻火解毒；牛蛙能清热利尿。三者合用，对各种热毒内蕴所致的炎症均有辅助疗效。

赤小豆炒芦荟

材料

芦荟⋯⋯⋯⋯⋯⋯⋯⋯⋯ 250 克
赤小豆⋯⋯⋯⋯⋯⋯⋯⋯ 100 克
青椒⋯⋯⋯⋯⋯⋯⋯⋯⋯ 50 克
香油⋯⋯⋯⋯⋯⋯⋯⋯⋯ 20 克
盐⋯⋯⋯⋯⋯⋯⋯⋯⋯⋯ 5 克
白醋、食用油各适量

做法

1. 芦荟洗净去皮，取肉切薄片；赤小豆洗净，泡发1个小时；青椒洗净切小块。
2. 赤小豆入锅中煮熟后，捞起控干水分。
3. 油锅烧热，加入青椒块爆香，放入芦荟肉、赤小豆同炒至熟，放入盐、白醋，淋上香油即可。

养生功效

　　芦荟性寒、味苦涩，有清热、驱虫、杀菌、敛疮的功效；赤小豆具有清热、利湿的作用。两者配伍同用，对宫颈炎、盆腔炎有食疗作用。

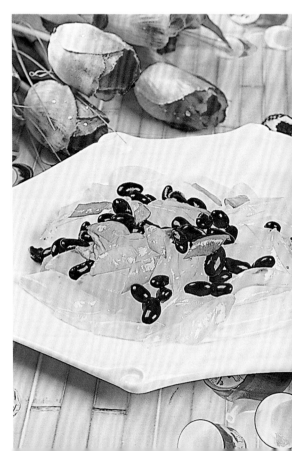

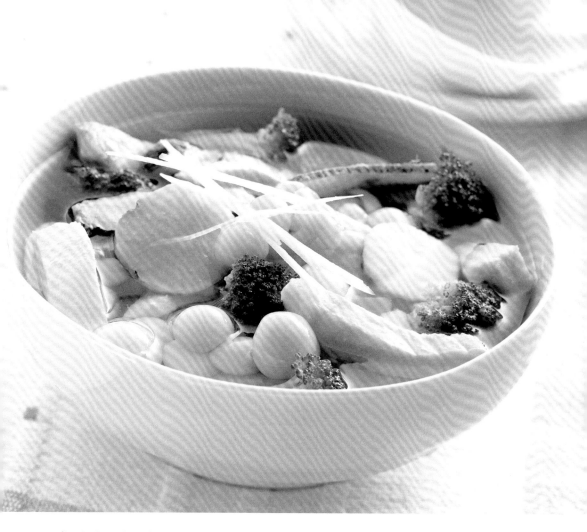

金针菇金枪鱼汤

材料

金枪鱼肉⋯⋯⋯⋯⋯⋯⋯⋯ 200 克

金针菇⋯⋯⋯⋯⋯⋯⋯⋯⋯ 150 克

西蓝花⋯⋯⋯⋯⋯⋯⋯⋯⋯ 150 克

姜片、盐、知母各适量

做法

1.知母洗净，放入棉布袋；金枪鱼肉、金针菇、西蓝花洗净，西蓝花剥成小朵备用。

2.清水注入锅中，放入棉布袋和金针菇、西蓝花、金枪鱼肉煮沸。

3.取出棉布袋，放入姜片和盐调味即可。

养生功效

  知母是清热泻火的良药，对胃热壅盛引起的急性乳腺炎有很好的疗效；金枪鱼可清热、滋阴、通乳；西蓝花是治疗乳腺疾病的良蔬；金针菇可防癌抗癌。以上材料搭配食用，可缓解急性乳腺炎患者的不适症状。

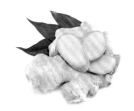

姜：发散风寒、化痰止咳

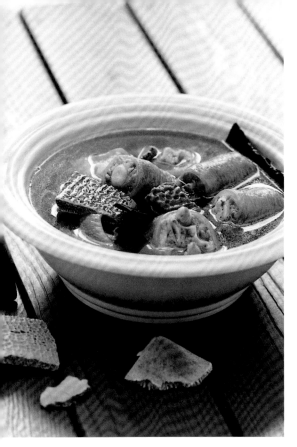

龟板杜仲猪尾汤

材料

龟板························· 25 克
炒杜仲······················ 30 克
猪尾························· 600 克
盐························· 3 克

做法

1. 猪尾剁段洗净，氽烫后再冲洗干净。
2. 龟板、炒杜仲冲净备用。
3. 将猪尾、炒杜仲、龟板盛入炖锅，加适量水以大火煮开，转小火炖40分钟，加盐调味。

养生功效

　　龟板可滋阴补肾、固经止血、养血补心；杜仲具有补肝肾、强筋骨、安胎气等疗效；猪尾可强筋壮骨。三者合用，对肝肾阴虚或肝肾不足所致的不孕有很好的食疗效果。龟板还常用于阴虚潮热、月经不调、失眠、腰膝酸软等症。

党参山药猪肚汤

材料

猪肚························· 250 克
党参························· 20 克
干山药······················ 20 克
黄芪························· 5 克
枸杞子、姜片、盐各适量

做法

1. 猪肚洗净切块；党参、干山药、黄芪、枸杞子洗净；锅中注入水煮开，放入猪肚氽烫。
2. 将除盐以外的材料放入砂锅内，加清水没过材料，用大火煲沸，改小火煲3个小时，调入盐即可。

养生功效

　　党参、山药、黄芪均是补气健脾的佳品；猪肚能健脾益气、升提内脏。本品对气虚所致的内脏下垂（如胃下垂、子宫脱垂、脱肛、肾下垂等）患者很有补益作用。

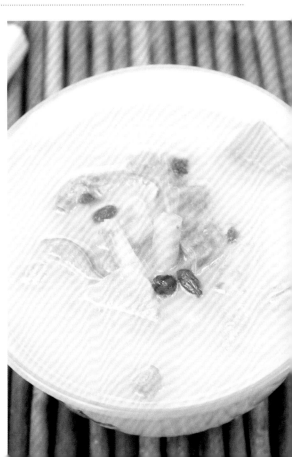

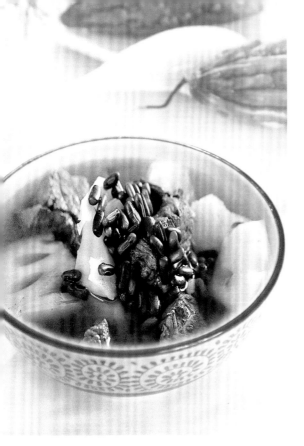

莲藕赤小豆瘦肉汤

材料

猪瘦肉⋯⋯⋯⋯⋯⋯⋯⋯ 250 克
莲藕⋯⋯⋯⋯⋯⋯⋯⋯⋯ 300 克
赤小豆⋯⋯⋯⋯⋯⋯⋯⋯ 50 克
蒲公英⋯⋯⋯⋯⋯⋯⋯⋯ 10 克
姜丝、葱末、盐、料酒各适量

做法

1. 将猪瘦肉洗净，切块；莲藕去节，去皮，洗净，切块；赤小豆去杂质，洗净备用；蒲公英洗净，用纱布包好，扎紧。
2. 锅内加适量清水，入猪瘦肉、莲藕、赤小豆、料酒、姜丝、葱末，大火煮沸；转小火煮1个小时，加入蒲公英药包煎10分钟后取出丢弃，加入盐调味即成。

养生功效

蒲公英可清热解毒；赤小豆可抗菌消炎。此汤对辅助治疗急性乳腺炎有食疗效果。

山药银杏瘦肉粥

材料

猪瘦肉⋯⋯⋯⋯⋯⋯⋯⋯ 200 克
银杏⋯⋯⋯⋯⋯⋯⋯⋯⋯ 10 克
红枣⋯⋯⋯⋯⋯⋯⋯⋯⋯ 4 颗
山药⋯⋯⋯⋯⋯⋯⋯⋯⋯ 100 克
大米、葱丝、姜丝、盐各适量

做法

1. 山药去皮、切片；红枣泡发去核；猪瘦肉洗净切条；银杏、大米淘洗净。
2. 砂锅中注水煮开，放入大米煮成粥，放入银杏、山药煮5分钟后，加入红枣、猪瘦肉、葱丝、姜丝煮烂，放盐拌匀，即可熄火。

养生功效

山药具有补肺、健脾的作用；银杏可敛肺止咳；红枣、猪瘦肉能益气补虚。以上几味配伍食用，对妊娠咳嗽、脾胃虚弱均有较好的食疗作用。

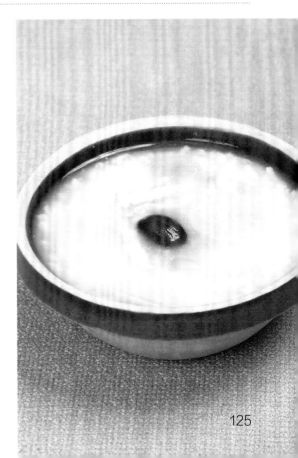

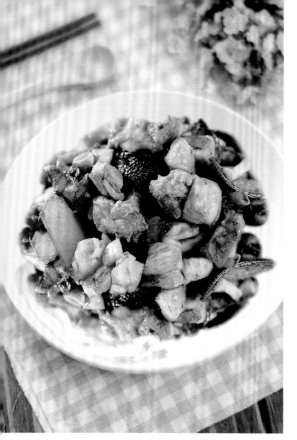

青皮炒兔肉

材料

青皮·························· 12 克
姜片·························· 9 克
兔肉·························· 150 克
料酒、盐、花椒、姜末、酱油、
食用油、葱段、香油各适量

做法

1. 青皮用温水泡后切小块。
2. 兔肉洗净，切丁，用盐、姜末、葱段、料酒
   等稍腌渍。
3. 锅入食用油，将兔肉翻炒至肉色发白，放入
   青皮、花椒、姜片；待兔肉熟时加酱油，炒
   至收干水分，淋上香油即可。

养生功效

   青皮可理气散结、行气止痛；兔肉可滋阴、
解毒。两者配伍，对乳腺增生、乳房疼痛有烧
灼感的患者，食疗效果较佳。

何首乌炒猪肝

材料

何首乌·························· 20 克
猪肝·························· 300 克
韭菜花·························· 250 克
淀粉、盐、香油、食用油各适量

做法

1. 猪肝洗净切片，入开水中氽烫，捞出沥干。
2. 韭菜花洗净切小段；将何首乌放入清水中煮
   沸，转小火续煮10分钟后离火，滤取药汁与
   淀粉混合拌匀。
3. 起油锅，放入沥干的猪肝、韭菜花拌炒片
   刻，加入盐和香油拌炒均匀，淋上药汁勾芡
   即可。

养生功效

   何首乌能滋补肝肾、滋阴乌发；猪肝能补
血养肝；韭菜花可补肾壮阳。三者合用，对肝
肾不足引起的痛经有较好的补益作用。

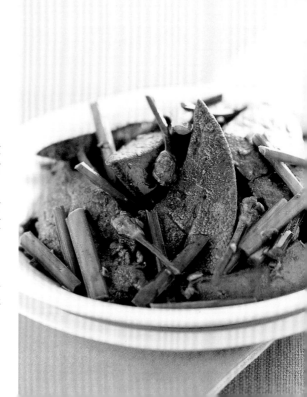

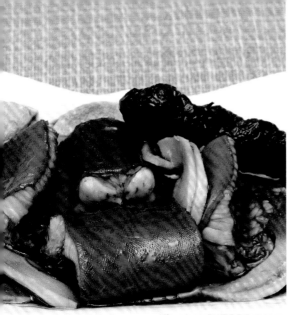

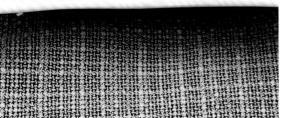

菟丝子烩鳝鱼

材料

干地黄······················ 12 克
菟丝子······················ 12 克
鳝鱼························· 250 克
蛋清························· 40 克
食用油、酱油、盐、淀粉、姜末、
蒜末、香油、白糖、高汤各适量

做法

1. 将菟丝子、干地黄加水煎2次备用；鳝鱼洗净切片，加水、淀粉、蛋清、盐煨好。
2. 将鳝鱼片放入碗内，入温油中稍炒，待鳝鱼片泛起，再放入其他材料烩熟即可。

养生功效

　　菟丝子具有固肾、缩尿、益精的功效，可用于腰膝酸软、肾虚遗尿等症；鳝鱼可补肝肾、活血通络；干地黄可滋补肝肾。三者配伍同用，对肝肾亏虚引起的不孕有较好的食疗效果。

甘草陈皮话梅鸡

材料

甘草······················ 6 克
陈皮丝···················· 6 克
鸡腿······················ 1 只
酸梅······················ 5 克
话梅、姜、葱、酱油、八角、盐、
红糖、食用油各适量

做法

1. 鸡腿洗净切块，用盐腌渍，入油锅中炸至金黄色；陈皮丝、甘草放入纱布袋；将姜、葱、酱油、八角、红糖烹煮成汤汁。
2. 准备一个蒸碗，放入鸡腿、酸梅、话梅、汤汁、纱布袋，加水至九分满，盖上保鲜膜，放入蒸笼煮45分钟即可。

养生功效

　　陈皮丝、话梅、酸梅、姜几味合用，对肝胃不和引起的妊娠呕吐有较好的食疗作用。

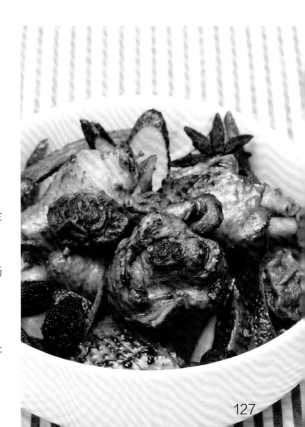

人参蒸小母鸡

材料

人参	15克
小母鸡	1只
姜	1克
盐	适量
味精	适量
清汤	适量
胡椒粉	适量

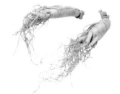

人参：补脾益肺、大补元气

做法

1. 小母鸡宰杀，去内脏，洗净，将头、翅、颈斩成块；姜洗净切片。
2. 将人参用温水洗净泥沙；小母鸡块入沸水中氽去血水。
3. 小母鸡块和人参一起放入碗中，加清汤、姜片、盐、味精、胡椒粉，加盖，上笼蒸1个小时即可。

养生功效

　　人参可大补元气、回阳固脱，对产后大汗淋漓、四肢冰凉、气虚乏力等症有很好的疗效；小母鸡可益气、补血、补虚。因此，这道菜适宜产后大汗、脾虚体弱、营养不良、产后贫血等患者食用。

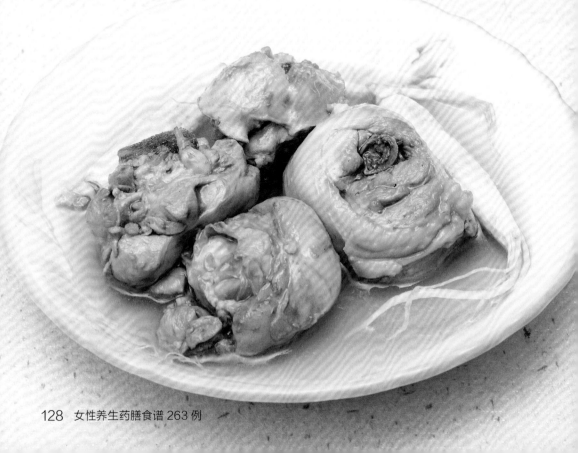

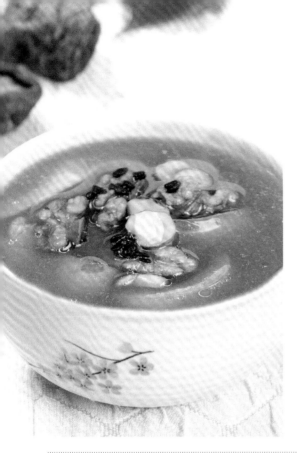

补骨脂莲子猪腰汤

材料

补骨脂·························· 50 克
猪腰··························· 1 副
莲子··························· 40 克
核桃仁························· 40 克
盐、姜各适量

做法

1. 补骨脂、莲子、核桃仁分别浸泡；猪腰除去白色筋膜，加盐（分量外）揉洗，冲净，切块；姜洗净切片。
2. 将除盐以外的材料放入砂锅中，注入适量清水，大火煲沸后转小火煲2个小时，加盐调味即可。

养生功效

　　补骨脂有补肾壮阳的作用；莲子可益肾固精；核桃仁可补肾气。本品可改善雌激素水平，对肾阳虚型卵巢早衰的患者有食疗作用。

凉拌鱼腥草

材料

鲜鱼腥草····················· 350 克
红甜椒······················· 20 克
盐、味精、香油、白醋各适量

做法

1. 将鲜鱼腥草洗净切成段；红甜椒洗净切丝。
2. 锅中加水煮开，下入鲜鱼腥草焯透后，捞出装入碗内。
3. 鲜鱼腥草内加入红甜椒丝、盐、味精、香油、白醋，一起拌匀即可。

养生功效

　　鱼腥草可清热解毒、消肿排脓，还有消炎、抑菌的作用，对宫颈炎，盆腔炎，分泌物恶臭、呈脓性等症均有一定的食疗作用。

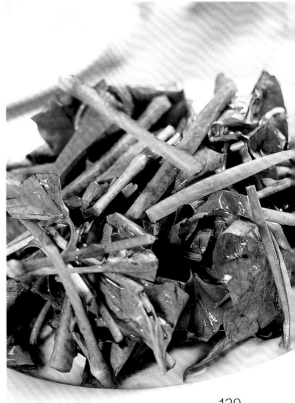

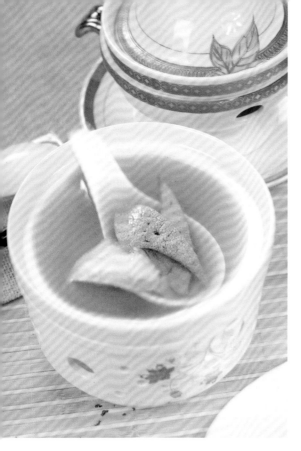

佛手延胡索猪肝汤

材料

佛手·························· 10 克

延胡索·························· 10 克

制香附·························· 8 克

猪肝·························· 100 克

盐、姜丝、葱花各适量

做法

1. 将佛手、延胡索、制香附洗净，备用。
2. 佛手、延胡索、制香附放入锅内，加适量清水煮沸，再用小火煮15分钟。
3. 加入已洗净切好的猪肝片，放入盐、姜丝、葱花，煮熟即可。

养生功效

　　延胡索、佛手、制香附均有行气、止痛、化淤的功效；猪肝可养肝补血。四者合用，可辅助治疗肝气郁结、气滞血淤型乳腺增生。此汤对辅助治疗月经不调也有一定益处。

苦瓜陈皮排骨汤

材料

苦瓜·························· 200 克

猪排骨·························· 300 克

蒲公英·························· 10 克

陈皮·························· 8 克

红椒末、葱花、姜丝、盐、胡椒粉各适量

做法

1. 苦瓜洗净，去瓤切块；猪排骨洗净，斩块氽烫；陈皮洗净；蒲公英洗净，煎汁去渣。
2. 锅上火倒入适量清水，调入葱花、姜丝、红椒末，下入猪排骨、苦瓜煲至八成熟，加入陈皮，倒入药汁，调入胡椒粉和盐煲至熟。

养生功效

　　蒲公英能清热解毒，可治急性乳腺炎、盆腔炎；苦瓜可清热泻火；陈皮可理气散结。三者同用，可缓解急性乳腺炎所致的局部皮肤红、肿、热、痛等症状。

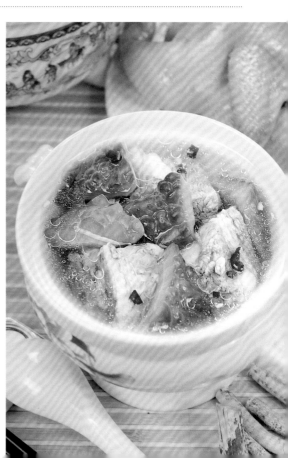

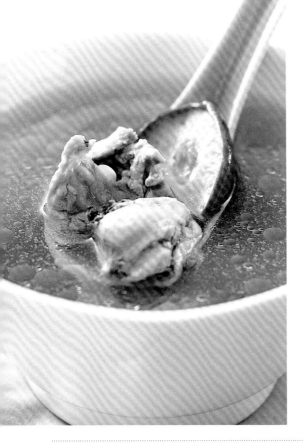

鸡血藤香菇鸡汤

材料

鸡肉……………………… 200 克
鸡血藤……………………… 30 克
鲜香菇……………………… 100 克
姜………………………………… 3 片
盐………………………………… 3 克

做法

1. 鸡肉洗净，切块氽烫；鸡血藤、姜洗净；鲜香菇洗净，去蒂。
2. 将鸡肉、鲜香菇、鸡血藤、姜放入锅中。
3. 加清水以小火炖3个小时，加盐调味即可。

养生功效

　　鸡血藤有行血活血、调经止痛等功效，可辅助治疗月经不调、经行不畅、痛经、血虚经闭等妇科疾病，对血淤型子宫内膜癌患者有较好的食疗作用；香菇是防癌抗癌佳品。两者搭配同食，疗效更佳。

韭菜煮猪血

材料

韭菜……………………… 100 克
猪血……………………… 150 克
红甜椒……………………… 1 个
蒜片、盐、味精、食用油、清汤各适量

做法

1. 猪血洗净切块，入沸水中氽烫，捞出沥水；韭菜洗净，切段；红甜椒洗净，切块。
2. 油锅烧热，入蒜片、红甜椒爆香，加入猪血、清汤及盐、味精煮至入味，再加入韭菜即可。

养生功效

　　韭菜有补肾温阳的功效，常食可改善月经先后不定、腰酸冷痛等症状；猪血可养肝补血，常食可改善因月经过多引起的生理性贫血。两者搭配食用，可增强食疗效果。

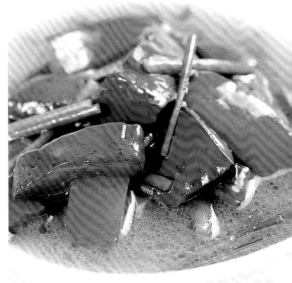

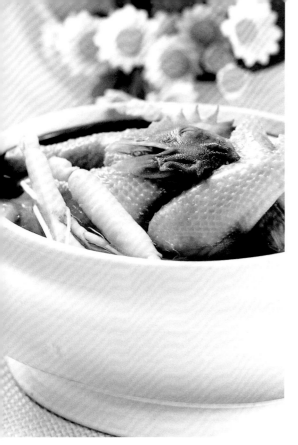

人参炖鸡

材料

鸡······························ 1只
人参···························· 30克
猪瘦肉·························· 200克
火腿···························· 30克
料酒、姜片、盐、鸡汁各适量

做法

1. 将鸡去毛、内脏后，洗净；猪瘦肉洗净切成大粒；火腿切成粒；人参洗净。
2. 把鸡、猪瘦肉、火腿入沸水中汆去血污，和人参、姜片一起放入炖盅炖4个小时，加料酒、盐、鸡汁调味即可。

养生功效

　　人参可大补元气；鸡肉具有益气补虚的功效。因此本品对体质虚弱导致子宫脱垂的患者有很好的补益作用。

三七黑木耳乌鸡汤

材料

乌鸡···························· 150克
三七···························· 5克
黑木耳·························· 10克
盐······························ 2克

做法

1. 乌鸡处理干净，斩块；三七浸泡，洗净，切成薄片；黑木耳泡发，洗净，撕成小朵。
2. 锅中注入适量清水煮沸，放入乌鸡汆去血水后捞出洗净。
3. 瓦锅装入适量清水，煮沸后加入乌鸡、三七、黑木耳，大火煲沸后改用小火煲2个小时，加盐调味即可。

养生功效

　　三七可活血止血；乌鸡可调补气血；黑木耳可滋补肾阴。本品对肾虚血淤型子宫肌瘤患者有较好的食疗效果，还可改善贫血症状。

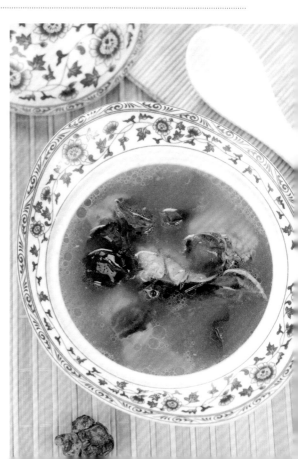

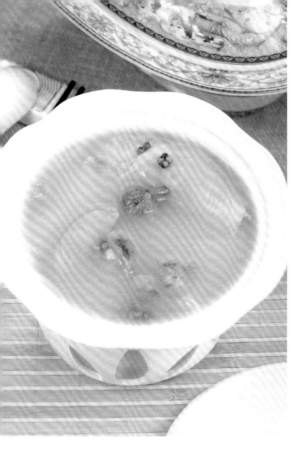

无花果煲猪肚

材料

无花果……………………… 20 克

猪肚……………………… 1 副

蜜枣……………………… 5 颗

盐、鸡精、胡椒、老姜、白醋各适量

做法

1.猪肚加盐、白醋反复擦洗，用清水冲净，切块；无花果、蜜枣洗净；胡椒稍研碎；老姜洗净，去皮切片。

2.锅中注水煮开，将猪肚汆去血沫后捞出。

3.将除盐、鸡精外的材料一同放入砂锅中，加适量清水，大火煲开后改小火煲2个小时，至猪肚软烂后调入盐、鸡精即可。

养生功效

　　本品具有补虚损、健脾胃的功效，对产后气血亏虚引起的恶露不绝、脾胃虚弱、消化不良有一定的食疗效果。

口蘑山鸡汤

材料

口蘑……………………… 20 克

山鸡……………………… 400 克

红枣……………………… 30 克

枸杞子……………………… 30 克

莲子……………………… 50 克

姜……………………… 3 片

盐、鸡精各适量

做法

1.口蘑洗净，切块；山鸡处理干净，剁块；红枣、莲子、枸杞子泡发，洗净。

2.山鸡入沸水汆烫捞出，再洗净。

3.锅中水烧开，下入姜片、山鸡块、口蘑、红枣、莲子、枸杞子煲90分钟，调入盐、鸡精即可。

养生功效

　　这道汤有滋补强身、增进食欲、防治便秘的效果，特别适合女性食用。

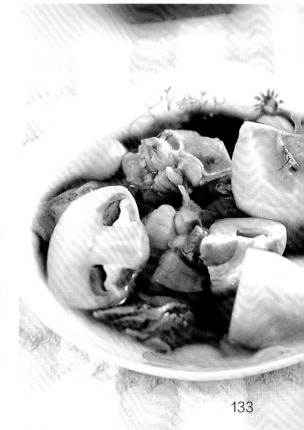

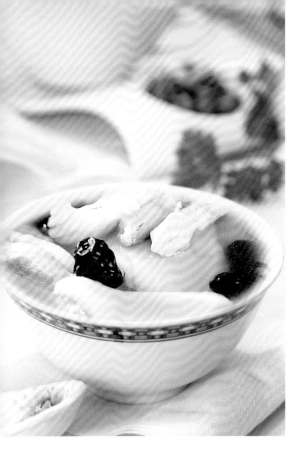

墨鱼鸡肉汤

材料

地榆·························· 10 克
槐花·························· 10 克
白茅根······················ 10 克
墨鱼·························· 100 克
鸡肉·························· 200 克
红枣、盐、味精各适量

做法

1. 将墨鱼泡发开，洗净切块；鸡肉洗净，切块；红枣洗净去核。
2. 地榆、槐花、白茅根洗净入纱布袋，扎紧。
3. 锅加水，放入墨鱼、鸡肉、红枣、纱布袋煮至墨鱼肉熟，拣出纱布袋，加盐、味精调味即可。

养生功效

　　墨鱼可通乳、滋阴、养血；地榆、槐花均可凉血止血；红枣可益气补血。本品对血热型功能性子宫出血、产后缺乳等均有疗效。

赤小豆腰果燕麦粥

材料

赤小豆······················ 30 克
腰果·························· 适量
燕麦片······················ 40 克
白糖·························· 4 克
香菜·························· 适量

做法

1. 赤小豆洗净，泡发；燕麦片洗净；腰果洗净，备用。
2. 锅置火上，倒入适量清水，放入燕麦片和赤小豆、腰果，以大火煮开。
3. 转小火将粥煮至浓稠状，调入白糖拌匀，撒上香菜即可食用。

养生功效

　　本品具有补益气血、补肾健脾的功效。动脉硬化、高脂血症、脑卒中、心脏病和便秘患者皆宜食用。

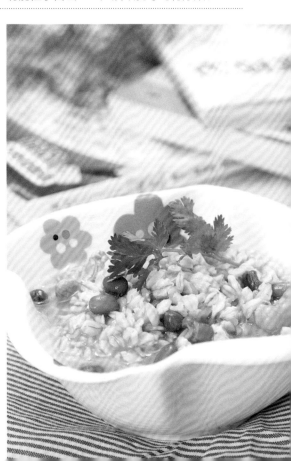

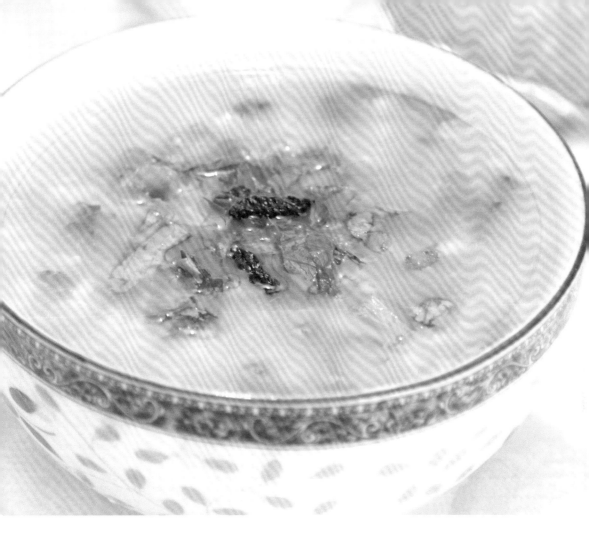

绿豆苋菜枸杞子粥

材料

大米……………………… 40 克

绿豆……………………… 40 克

苋菜……………………… 100 克

枸杞子…………………… 适量

冰糖……………………… 适量

做法

1. 将大米、绿豆均泡发，洗净；苋菜洗净，切碎；枸杞子洗净，备用。
2. 锅置火上，倒入清水，放入大米、绿豆、枸杞子煮至开火。
3. 待煮至浓稠状，入苋菜、冰糖稍煮即可。

养生功效

绿豆可清热解毒、利尿通淋，可辅助治疗阴道炎、阴道瘙痒以及尿频、尿急、尿痛等尿路感染症状；苋菜可清热利湿、凉血止血，对湿热下注引起的阴道炎、阴道瘙痒、赤白带下等均有较好的食疗作用。

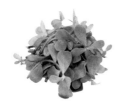

马齿苋： 清热解毒、凉血止血

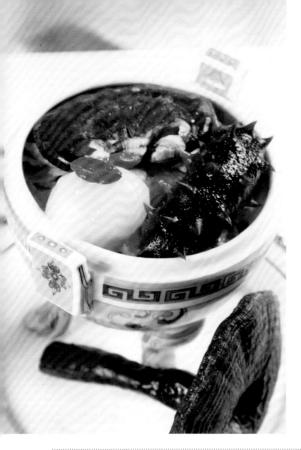

灵芝炖海参

材料

水发海参·····················80 克

鱼丸、灵芝、葱花、姜、盐、枸杞子各适量

做法

1. 将水发海参处理干净；姜洗净去皮切片；灵芝洗净备用。
2. 锅入水煮开，下姜片、水发海参，氽至水发海参五分熟，再加适量清水，入水发海参、鱼丸、枸杞子、灵芝；大火煮开后，改用小火慢炖2个小时，加入葱花、盐，用中火收浓汁即可。

养生功效

　　海参可补肾、益精、壮阳，可改善更年期女性精血亏虚、性欲低下等症状，且海参是高蛋白、低脂肪食物，可有效防治心脑血管疾病。灵芝被誉为"仙草""瑞草"，具有益气血的功效。

党参老母鸡汤

材料

党参·····················20 克

老母鸡·····················1 只

盐、枸杞子、红枣、姜各适量

做法

1. 将老母鸡洗净，去内脏，切块；枸杞子、红枣、党参洗净；姜洗净，切末。
2. 锅内注水，放入老母鸡、党参、枸杞子、红枣、姜末一起炖煮。
3. 炖至熟时，加入盐调味，起锅装碗即可。

养生功效

　　党参可益气补虚；红枣既补气又养血；老母鸡能补虚损。三者搭配炖汤食用，可改善因气血生化无源引起的血虚型月经不调，对经期延后、经色淡者有很好的食疗效果。

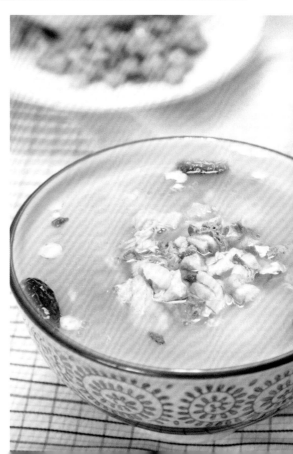

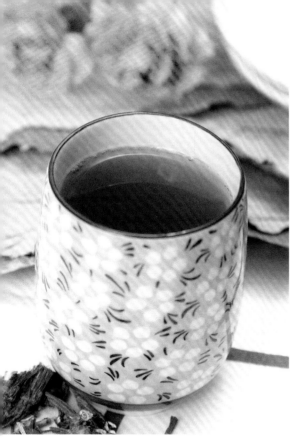

柴胡疏肝茶

材料

柴胡·························· 15 克
香附·························· 10 克
白芍·························· 10 克
郁金·························· 5 克

做法

1. 将柴胡、香附、白芍、郁金均洗净。
2. 将柴胡、白芍、香附先放入锅中，加600毫升水，大火煮开后转小火续煮10分钟，再放入郁金，续煮3分钟即可关火。
3. 滤除药渣，即可饮用。

养生功效

　　柴胡入肝经，能疏肝、行气、解郁；香附可疏肝理气、调经止痛，是治疗肝气郁滞引起的月经不调、痛经、闭经的主药；白芍善于柔肝止痛、养血敛阴；郁金可行气解郁。四者搭配同用，可增强疏肝理气、活血调经的效果。

车前子荷叶茶

材料

干荷叶·························· 5 克
车前子·························· 5 克
枸杞子·························· 5 克

做法

1. 将干荷叶、车前子、枸杞子分别用清水洗净，备用。
2. 锅洗净，置于火上，将干荷叶、车前子、枸杞子一起放入锅中，加入适量清水，以大火煮沸后熄火，加盖闷泡10～15分钟。
3. 稍温，即可饮用。

养生功效

　　车前子、荷叶均具有清热利湿、利尿通淋的功效，适合湿热型尿路感染的患者饮用，可缓解尿频、尿急、尿痛等症状。

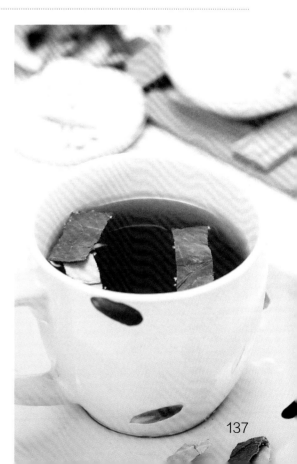

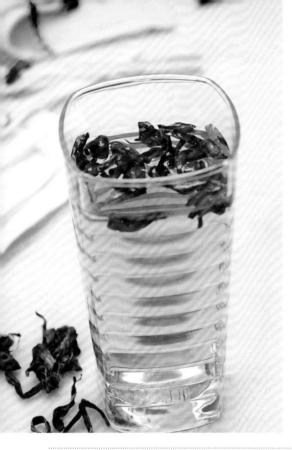

赤芍百合茶

材料

干百合	10 克
赤芍	5 克
冰糖	少许

做法

1. 将百合、赤芍洗净，放入杯中备用。
2. 倒入热水冲泡，加入冰糖。
3. 闷泡3~5分钟，待药材完全泡开即可饮用。

养生功效

　　此茶饮具有滋阴安神、活血凉血之效，适宜心烦急躁、失眠者，温毒发斑、吐血衄血、目赤肿痛、肝郁胁痛、闭经痛经、跌仆损伤、痈肿疮疡者饮用。

玫瑰调经茶

材料

玫瑰花	8 朵
益母草	10 克

做法

1. 将玫瑰花、益母草略洗，去除杂质。
2. 将玫瑰花及益母草放入锅中，加600毫升水，大火煮开后再煮5分钟。
3. 关火后倒入杯中，即可饮用。

养生功效

　　玫瑰花具有疏肝解郁、活血通经的功效，对肝郁气滞而致闭经的患者有一定的食疗效果。益母草可活血调经，可改善气滞血淤引起的月经紊乱、闭经、乳房胀痛等症状。

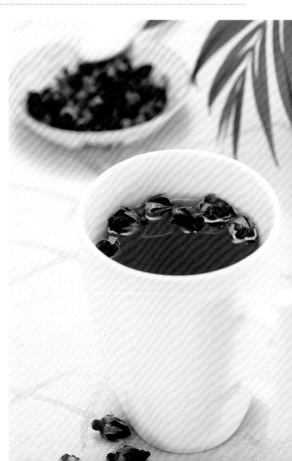

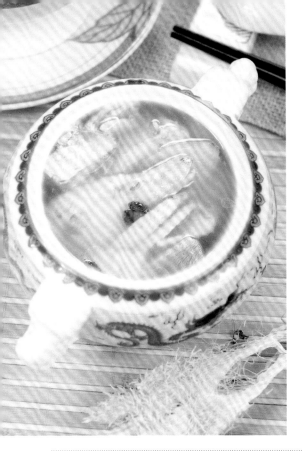

佛手老鸭汤

材料

老鸭·························· 250 克
佛手·························· 100 克
生地黄························· 10 克
牡丹皮························· 10 克
枸杞子、盐、鸡精各适量

做法

1. 老鸭处理干净，斩块汆烫；佛手洗净，切片；枸杞子洗净浸泡；生地黄、牡丹皮煎取药汁，滤去渣备用。
2. 锅入老鸭、佛手、枸杞子，加水慢炖至香味四溢时，倒入药汁，调入盐和鸡精稍炖，即可出锅。

养生功效

　　佛手芳香行气，有行气活血的功效；老鸭可滋阴补虚；生地黄、牡丹皮善于清热凉血；枸杞子能滋补肝肾。本品可辅助治疗乳腺炎。

玫瑰蜜茶

材料

玫瑰花························· 5 克
蜂蜜·························· 适量
红茶·························· 1 包

做法

1. 红茶包与玫瑰花置入茶壶内，用沸水冲开。
2. 待花茶泡开、水温后，加入蜂蜜拌匀。

养生功效

　　本品可理气解郁、化淤调经，适宜月经不调、赤白带下、肝郁气滞、食少呕恶、跌仆损伤者饮用。

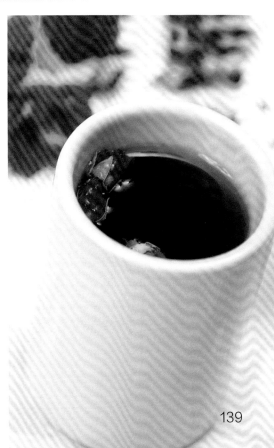

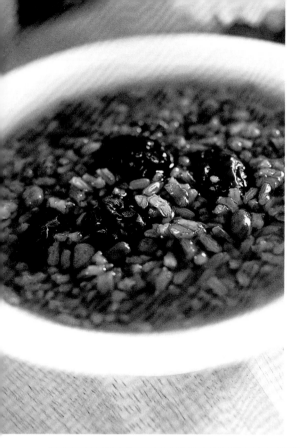

赤小豆红米粥

材料

红米·························· 100 克
赤小豆························ 50 克
红枣·························· 10 颗
盐···························· 3 克

做法

1.将红米、赤小豆、红枣洗净，用清水泡软。
2.将红米、赤小豆入锅中，加适量水煮成粥。
3.红枣去核，待粥沸时加入，用小火再煮30分钟，调入盐即可。

养生功效

本品可健脾补血、降压降脂。消化不良、虚寒腹痛、产后血虚、高脂血症、高血压患者均可食用。

板蓝根西瓜汁

材料

板蓝根······················ 20 克
白茅根······················ 20 克
西瓜························ 300 克
甘草、果糖各适量

做法

1.将板蓝根、白茅根、甘草洗净，沥水后与适量清水一起入锅中，以小火加热至沸腾，约1分钟后关火，滤取汁降温备用。
2.西瓜去皮，切块，放入果汁机内，加入药汁和果糖，搅拌均匀，倒入杯中即可。

养生功效

板蓝根具有清热解毒、凉血消肿的功效；白茅根具有凉血解毒、利尿通淋的功效，对尿少、尿痛、尿血等均有疗效；西瓜是清热利尿的佳果；甘草能调和药性。以上四味搭配，对湿热下注引起的尿道炎、阴道炎均有食疗效果。

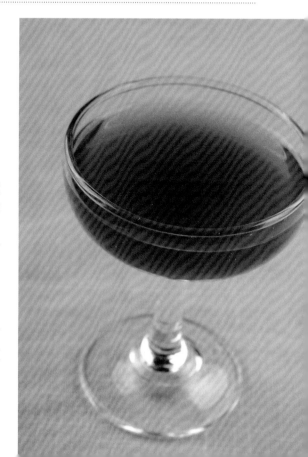

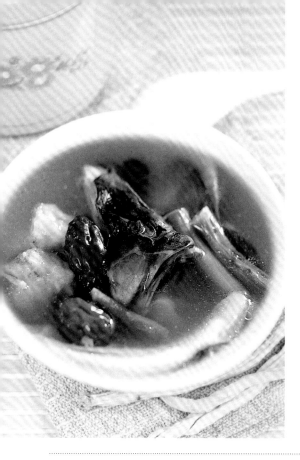

当归川芎鱼头汤

材料

当归	15 克
川芎	10 克
鳙鱼头	1 个
姜	5 片
红枣	5 颗

盐、食用油各适量

做法

1. 鳙鱼头洗净，去鳃，起油锅，下鱼头煎至微黄，取出；川芎、当归、红枣、姜洗净。
2. 把鳙鱼头、川芎、当归、姜、红枣一起放入炖盅内，加适量开水，炖盅加盖，以小火隔水炖2个小时，加盐调味即可。

养生功效

　　川芎性温，有祛风行气、活血化淤的作用；当归既补血又活血，还能调经止痛。两者配伍同用，既能祛淤消肿，还能改善子宫出血现象。

当归墨鱼粥

材料

墨鱼	50 克
大米	80 克

桂圆肉、枸杞子、料酒、当归、盐、姜末、葱花各适量

做法

1. 大米洗净泡发；墨鱼处理干净，用料酒腌渍；当归、枸杞子、桂圆肉均洗净。
2. 锅中加入水、大米煮至五成熟，加入墨鱼、桂圆肉、枸杞子、料酒、当归、姜末，煮至粥将成，加盐调匀，撒上葱花即可。

养生功效

　　当归既补血又活血，还能止腹痛；墨鱼可滋阴、补肾、养血；枸杞子、桂圆肉分别具有滋阴、补血的功效。以上几味配伍同用，对产后恶露不绝的女性有一定的食疗效果。

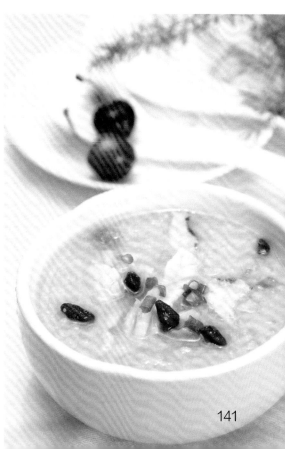

肉桂炖猪肚

材料

猪肚·····················150 克
猪瘦肉····················50 克
肉桂·······················5 克
薏米······················25 克
姜·······················15 克
盐·························3 克

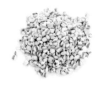

薏米：健脾、润泽肌肤、美白

做法

1. 猪肚里外反复洗净，氽水后切成长条；猪瘦肉洗净后切成块。
2. 姜去皮，洗净，用刀将姜拍烂；肉桂浸透洗净，刮去粗皮；薏米淘洗干净。
3. 将以上用料放入炖盅，加适量清水，隔水炖2个小时，调入盐即可。

养生功效

　　猪肚可补虚损、健脾胃；猪瘦肉可补虚强身；肉桂可温经；薏米能健脾祛湿。本品可促进血液循环，还能散寒除湿，畏寒肢冷、虚寒性痛经、月经不调者食之有一定的效果。

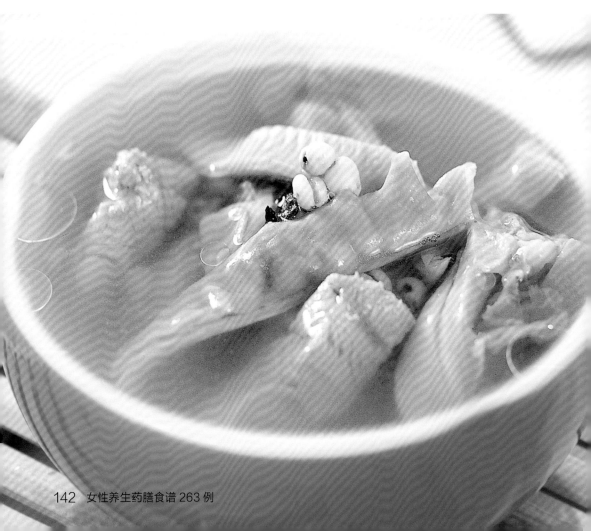

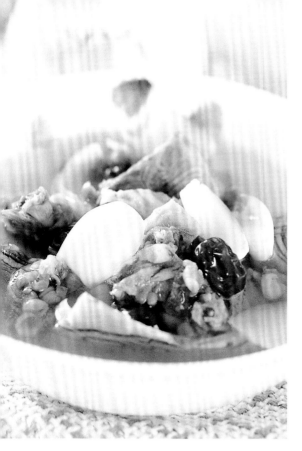

百合红枣乌龟汤

材料

百合·························· 30 克

红枣·························· 10 颗

酸枣仁······················ 10 克

乌龟·························· 250 克

冰糖·························· 适量

做法

1.乌龟去甲及内脏，洗净切成块；百合、红枣、酸枣仁洗净。

2.先将乌龟用清水煮沸，再加入百合、红枣、酸枣仁，炖至乌龟肉熟烂及酸枣仁、红枣煮透，添加冰糖拌匀即可。

养生功效

　　本品可养心安神、滋阴补虚，适宜肾阴不足者，失眠、心烦、心悸、怔忡患者食用。

桑螵蛸红枣鸡腿汤

材料

鸡腿·························· 1 只

桑螵蛸······················ 10 克

红枣·························· 8 颗

鸡爪·························· 5 克

盐···························· 3 克

做法

1.鸡腿剁块，洗净，汆去血水；鸡爪洗净。

2.将鸡腿、桑螵蛸、红枣、鸡爪一同装入锅，加1000毫升水，用大火煮开，再改小火炖2个小时，最后加盐调味即可。

养生功效

　　桑螵蛸可补肾缩尿；鸡腿和红枣都具有强身健体的功效，食之可增强体质和提高免疫力，对肾虚型夜尿频多者有一定的食疗作用。

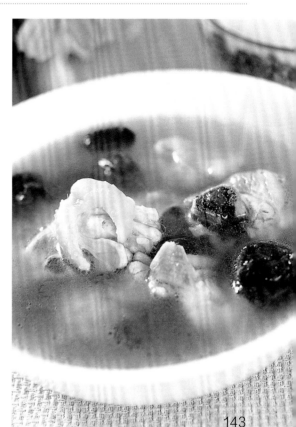

当归煮芹菜

材料

当归·························· 10 克
芹菜·························· 500 克
姜··························· 10 克
葱··························· 10 克
盐··························· 适量
味精·························· 适量
香油·························· 适量

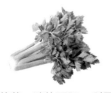

芹菜： 清热平肝、利尿降压

做法

1. 当归浸软，切片；芹菜去叶，洗净，切成滚刀片；姜洗净切片；葱洗净切段。
2. 将当归、芹菜、姜、葱同放炖锅内，加水煮沸，改用小火炖煮，加入盐、味精调味，淋入香油即成。

养生功效

　　本品可补血活血、平肝清热，适宜月经不调、赤白带下者，高血压、头痛、头晕、水肿、小便不利者食用。

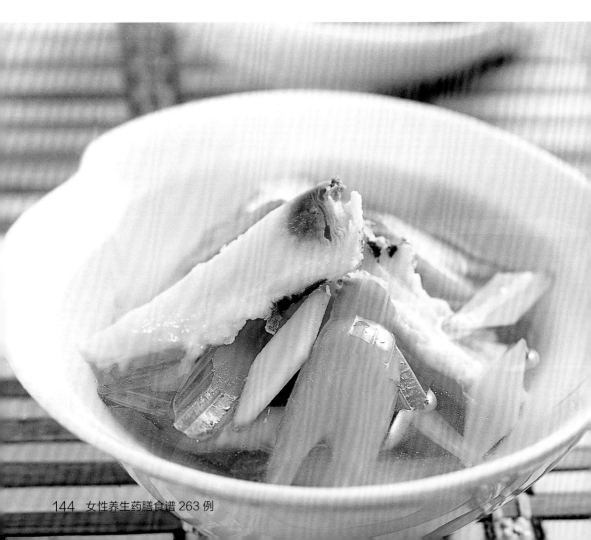

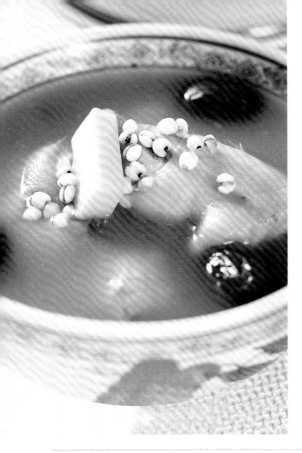

薏米猪蹄汤

材料

薏米······························ 200 克
猪蹄······························ 2 只
红枣······························ 4 颗
葱段······························ 5 克
姜块······························ 5 克
盐································· 适量

做法

1. 将薏米去杂后洗净；红枣泡发。
2. 猪蹄洗净斩块，氽烫，捞出沥水。
3. 将薏米、猪蹄、红枣、葱段、姜块放入锅中，注入清水，煮沸后改用小火炖至猪蹄熟烂，加入盐调味，即可出锅。

养生功效

　　本品可健脾祛湿、丰胸通乳，适宜水肿、小便不利、产后缺乳、皮肤粗糙者食用。

花菜炒虾仁

材料

虾仁······························ 100 克
花菜······························ 200 克
青椒片···························· 10 克
红椒片···························· 10 克
盐································· 3 克
味精、蛋清、水淀粉、食用油各适量

做法

1. 虾仁洗净加盐、味精、蛋清搅匀，入水淀粉腌渍；花菜洗净，切小朵后焯熟。
2. 锅入食用油，入虾仁滑炒至熟，再放入其余材料炒熟，装盘即成。

养生功效

　　本品可防癌抗衰、补肾壮阳，适宜肾阳虚、糖尿病、癌症等患者食用。

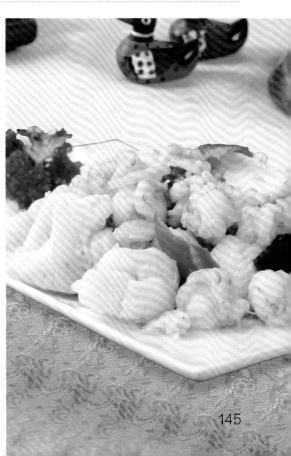

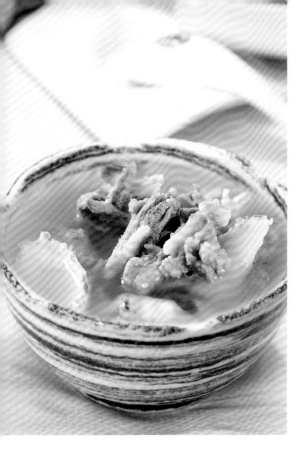

当归羊肉汤

材料

当归······························ 35 克
羊肉······························ 500 克
姜······························ 适量
盐······························ 3 克

做法

1. 羊肉洗净汆烫，捞起，切块；姜去皮切片。
2. 当归洗净，切成薄片。
3. 将羊肉、姜盛入炖锅，加适量清水，以大火煮开，转小火慢炖1个小时；加入当归续煮20分钟，加盐调味即可。

养生功效

　　当归既能补血又能活血，可促进血液循环，对血淤或血虚引起的月经不调均有疗效；羊肉具有暖胃祛寒、增加身体御寒能力的作用，可改善寒凝血淤引起的闭经。两者搭配，还能散寒止痛，改善腹部冷痛、腰膝酸软等症状。

白萝卜丝煮鲫鱼

材料

鲫鱼······························ 1 条
白萝卜···························· 300 克
姜······························ 10 克
葱······························ 10 克
食用油、盐、香菜、红椒丝、高汤各适量

做法

1. 将鲫鱼宰杀，洗干净；白萝卜洗净切丝；姜洗净切丝；葱洗净切段。
2. 锅下食用油，待油热时，放入鲫鱼，将两面稍微煎黄，放入高汤、白萝卜、葱段，调入盐煮至熟，撒上香菜和红椒丝即成。

养生功效

　　本品可清热生津、利尿通乳，适宜腹胀者、产妇、慢性肾炎性水肿及营养不良者食用。

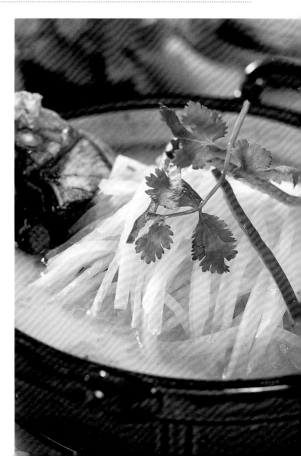

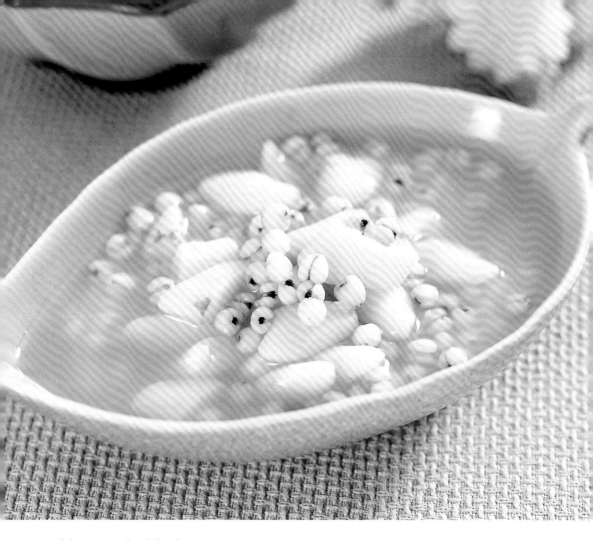

薏米炖菱角

材料

薏米·························· 300 克

菱角·························· 100 克

白糖·························· 5 克

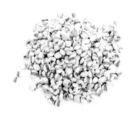

薏米： 利尿祛湿、清热排脓

做法

1. 将薏米洗净泡发；菱角洗净，去壳，从中间对切成两半。

2. 将薏米、菱角同放入炖锅内，加1500毫升清水，置于大火上煮沸，再用小火炖煮35分钟。

3. 加入白糖，继续煮至入味即可。

养生功效

　　本品可健脾渗湿、清热排脓，适宜水肿、脚气、小便淋沥、湿温病、泄泻、风湿痹痛、筋脉拘挛、肺痈、肠痈、扁平疣等患者食用。

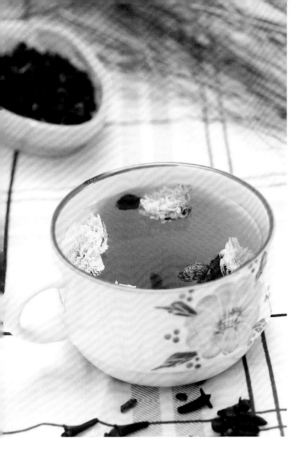

郁金菊花枸杞子茶

材料
枸杞子······················ 10 克
菊花························· 5 克
郁金························· 5 克
绿茶包······················ 1 袋

做法
1. 将枸杞子、菊花、郁金与绿茶包一起放入保温杯中。
2. 冲入500毫升沸水，加盖闷15分钟后，即可饮用。

养生功效
　　枸杞子可清肝明目，菊花可清热解毒、疏散风热；绿茶可提神清心；郁金可疏肝解郁。常饮此茶可起到降火清热、行气开郁的作用，更年期综合征的患者可常饮用。

山楂山药鲫鱼汤

材料
鲫鱼························· 1 条
山楂························· 30 克
干山药······················ 30 克
盐、姜片、葱段、食用油各适量

做法
1. 鲫鱼去鳞、腮和内脏，洗净切块；山楂、干山药均洗净。
2. 起油锅，放入姜片和葱段爆香，再下鲫鱼块稍煎，取出备用。
3. 将以上材料入锅中，加适量水，大火煮沸，再改小火煮1~2个小时，调入盐即可。

养生功效
　　鲫鱼药用价值极高，可补虚弱、利尿消肿等；山药可健脾养胃；山楂具有消食化积之效，是消食健胃的好帮手。常饮服此汤可改善食欲不振。

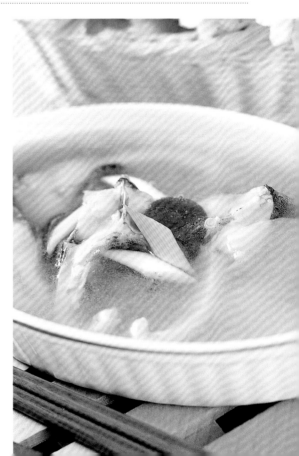

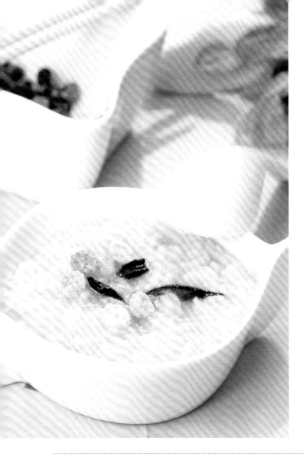

金樱子糯米粥

材料

糯米·····························80 克

金樱子···························适量

白糖·····························3 克

玉米片···························少许

做法

1. 糯米洗净泡发；金樱子洗净，放入锅中，加适量清水煎煮，取浓汁备用。
2. 糯米入锅中，加水，煮至米粒开花，倒入金樱子浓汁，小火煮至粥呈浓稠状，调入白糖，撒上几粒玉米片和金樱子装饰即可。

养生功效

金樱子归肾、膀胱经，可收敛固涩、缩尿止泻；糯米有健脾温胃的功效。因此本品适宜遗尿、尿频尿多、带下增多者食用。

红花蜂蜜茶

材料

红花···························2 克

蜂蜜···························少许

做法

1. 将红花用热开水浸泡30秒再冲净。
2. 将洗净的红花放入壶中，注入500~600毫升热开水，浸泡约3分钟，待茶稍凉，加入蜂蜜拌匀即可饮用。

养生功效

本品可活血化淤、润肠通便，适宜闭经、癥瘕、难产、死胎、产后恶露不尽、淤血腹痛、痈肿、跌打损伤、便秘等患者饮用。

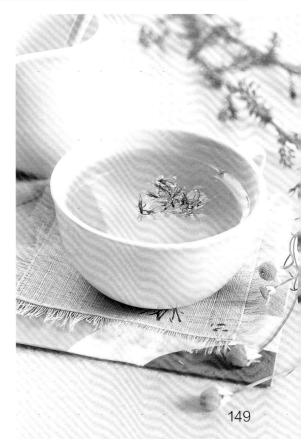

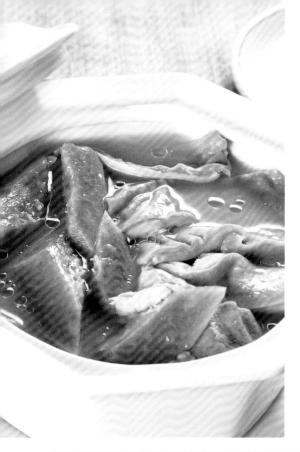

木瓜炖猪肚

材料
木瓜……………………… 1个
猪肚……………………… 1副
姜、盐、胡椒粉、淀粉、清汤各适量

做法
1. 木瓜去皮、籽，洗净切块；猪肚用少许盐、淀粉稍腌，洗净切条；姜去皮洗净切片。
2. 锅上火，下入姜片爆香，加适量水煮开，放入猪肚、木瓜，焯烫片刻，捞出沥干水。
3. 猪肚转入锅中，倒入清汤、姜片，大火煮约30分钟，再下木瓜以小火炖20分钟，入盐、胡椒粉调味即可。

养生功效
　　木瓜具有生津止渴、祛湿和胃的功效；猪肚可补气健脾、止呕止泻；姜、胡椒粉均可温胃散寒。本品对腹痛、虚寒性痛经、胃痉挛、脾胃虚弱等症均有益处。

山药鹿茸山楂粥

材料
山药……………………… 50克
山楂片…………………… 少许
大米……………………… 100克
鹿茸、盐、味精、青菜丝各适量

做法
1. 山药去皮洗净，切块；大米洗净；山楂片洗净，切丝。
2. 鹿茸入锅，倒入少许水煮开，去渣装碗待用；原锅注水，放入大米，用大火煮至米粒绽开，放入山药、山楂丝同煮。
3. 倒入熬好的鹿茸汁，改用小火煮至粥成，放入盐、味精调味，撒上青菜丝即成。

养生功效
　　鹿茸、山药均可补肾；大米可补中益气。三者配伍熬成此粥，有抗衰老、强筋骨的功效，可辅助治疗女性因肾虚引起的性欲冷淡。

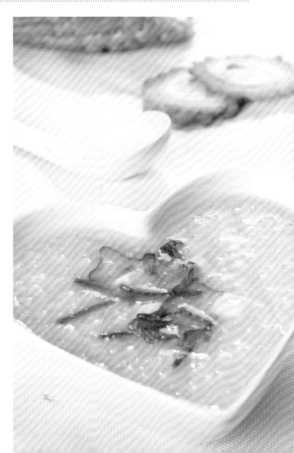

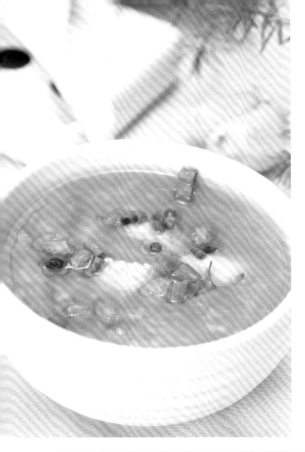

小麦花生鸡肉粥

材料

小麦························ 80 克

鸡肉························ 150 克

花生仁······················ 60 克

料酒、盐、葱花各适量

做法

1. 鸡肉洗净切块，用料酒腌渍；花生仁洗净；小麦淘净，用清水浸泡3个小时后捞出。
2. 锅中注水，下入小麦大火煮沸，再下入鸡肉、花生仁，转中火熬煮至小麦软散。
3. 小火将粥熬至黏稠时，加盐调味，撒上葱花即可。

养生功效

　　本品可健脾养胃、养心安神、通乳。脾胃虚弱、乳汁不行、心神不安、失眠、营养不良者皆可食用。

蒜蓉马齿苋

材料

马齿苋······················ 200 克

蒜·························· 10 克

盐·························· 5 克

食用油······················ 适量

做法

1. 马齿苋洗净；蒜洗净，去皮，剁成蓉。
2. 将洗净的马齿苋下入沸水中稍余后，捞出。
3. 锅中加食用油烧热，下入蒜蓉爆香后，再下入马齿苋、盐翻炒均匀即可。

养生功效

　　本品可清热解毒、消炎杀菌，适宜湿热下注的阴道炎、盆腔炎、急性肠炎、痢疾、乳腺炎等女性患者食用。

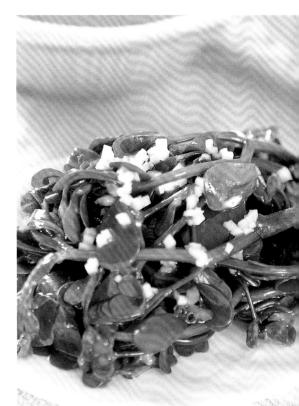

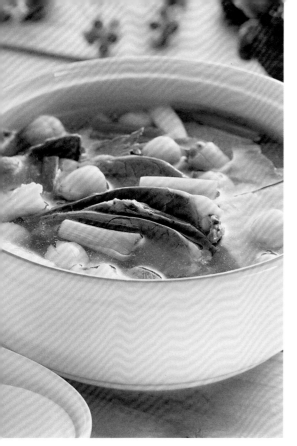

莲子茯神猪心汤

材料
猪心······················ 1 个
莲子······················ 200 克
茯神······················ 25 克
盐························· 3 克
葱段······················ 少许

做法
1. 猪心洗净，汆去血水。
2. 把猪心、茯神、莲子、葱段放入炖盅，注入清水，小火煮2个小时，加盐调味即可。

养生功效
此粥可养心健脾、安神助眠、滋养肌肤，尤其适合心律失常者、神经衰弱者食用。

杜仲煲狗肉

材料
狗肉······················ 500 克
杜仲······················ 10 克
盐························· 3 克
黄酒······················ 适量
姜片······················ 5 克
香菜叶····················· 5 克

做法
1. 狗肉洗净，斩块，汆熟；杜仲洗净浸透。
2. 将狗肉、杜仲、姜片放入锅中，加入适量清水、黄酒煲2个小时。
3. 调入盐，撒上香菜叶即可。

养生功效
本品可温肾补益、温补肾阳、强筋壮骨，适宜肾虚、腰膝酸软、筋骨无力、更年期综合征患者食用。

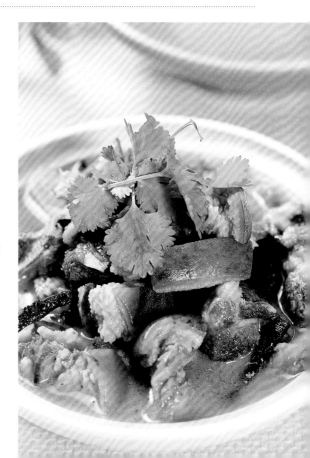

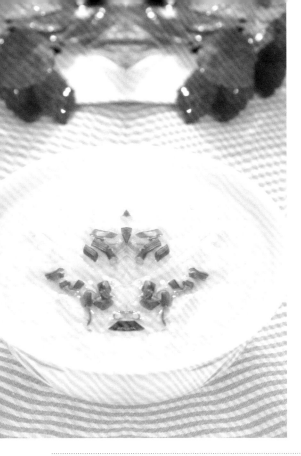

洋葱粥

材料

大米……………………… 90 克
盐………………………… 少许
葱………………………… 少许
姜………………………… 少许
蒜………………………… 15 克
洋葱……………………… 15 克

做法

1. 蒜去皮洗净切块；洋葱、姜均洗净，切丝；大米洗净，泡发；葱洗净切花。
2. 锅置火上，注水后，放入大米用大火煮至米粒绽开，放入蒜、洋葱丝、姜丝，转小火煮至粥成，加盐调味，撒上葱花即可。

养生功效

　　本品可散寒杀菌、降低血脂、保护血管。心血管硬化、高脂血症、高血压、高血糖、风寒感冒者皆宜食用。

墨鱼粥

材料

干墨鱼………………… 200 克
大米…………………… 500 克
猪肉…………………… 30 克
姜汁、葱段、盐、味精各适量

做法

1. 将干墨鱼用清水泡软，去皮、骨，洗净，切成丁；猪肉洗净切丁；大米淘洗干净。
2. 锅入水，下入干墨鱼、猪肉、姜汁、葱段煮至五成熟，入大米熬粥，加入盐、味精调味即可。

养生功效

　　本品可补气养血、滋补肾阴、养颜抗皱、通乳，适宜贫血、肾阴亏虚、眩晕耳鸣、乳汁不下、腰酸肢麻、月经失调、崩漏者食用。

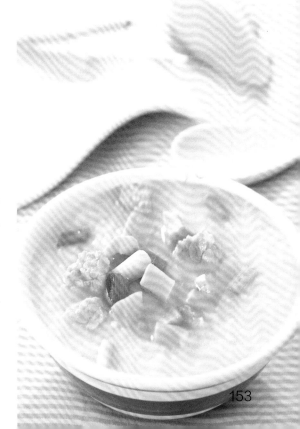

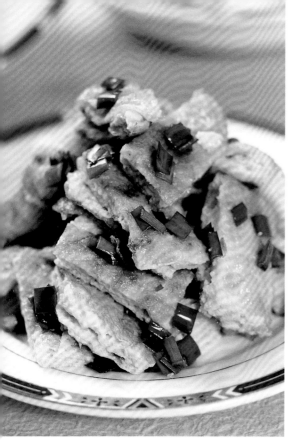

韭菜煎鸡蛋

材料
鸡蛋⋯⋯⋯⋯⋯⋯⋯⋯⋯ 2 个
韭菜⋯⋯⋯⋯⋯⋯⋯⋯⋯ 150 克
盐⋯⋯⋯⋯⋯⋯⋯⋯⋯⋯ 5 克
食用油⋯⋯⋯⋯⋯⋯⋯⋯ 适量

做法
1.韭菜洗净，切成碎末备用。
2.鸡蛋打入碗中，搅散，加入韭菜末、盐搅匀备用。
3.锅置火上，注入食用油，将搅拌好的鸡蛋液入锅中煎至两面金黄色，切小块即可。

养生功效
　　本品可补肾壮阳、益气补虚，适宜阳虚胃寒、反胃、畏寒肢冷、尿频等症患者，便秘、肠癌患者，食欲不振者食用。

山楂茯苓茶

材料
茯苓⋯⋯⋯⋯⋯⋯⋯⋯⋯ 10 克
槐花⋯⋯⋯⋯⋯⋯⋯⋯⋯ 6 克
新鲜山楂⋯⋯⋯⋯⋯⋯⋯ 30 克
冰糖⋯⋯⋯⋯⋯⋯⋯⋯⋯ 适量

做法
1.将新鲜山楂洗净去核捣烂，连同洗净的茯苓、槐花一起放入锅中。
2.煮沸10分钟左右滤去渣。
3.加入适量冰糖，搅拌均匀，温服。

养生功效
　　山楂具有降血脂、降血压、强心、抗心律不齐等作用，同时，山楂也是健脾开胃、消食化滞、活血化淤的良药，对疝气、血淤、闭经等症有很好的疗效，可用于食少腹胀、脾胃代谢差的肥胖患者的辅助治疗。

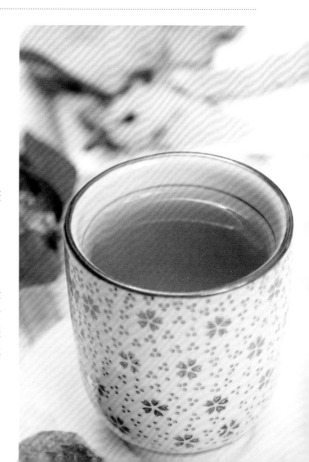

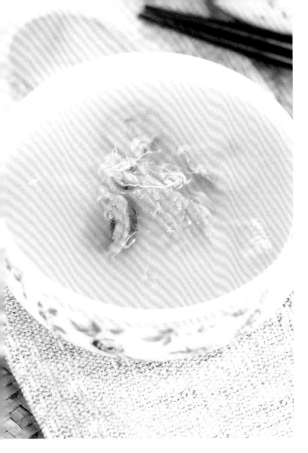

山楂麦芽猪腱汤

材料

猪腱·························· 200 克
山楂·························· 20 克
麦芽·························· 15 克
盐···························· 3 克
鸡精·························· 1 克

做法

1. 山楂洗净，切开去核；麦芽洗净；猪腱洗净，斩块，入沸水中氽去血水，取出洗净。
2. 瓦锅入适量清水大火煮开，入猪腱、麦芽、山楂，改小火煲2.5个小时，加入盐、鸡精调味即可。

养生功效

　　山楂、麦芽均可消食化积，可改善脾虚腹胀、饮食积滞等症状。

天麻乳鸽汤

材料

乳鸽·························· 1 只
天麻·························· 10 克
盐、料酒、胡椒粉、枸杞子、红枣各适量

做法

1. 天麻用温水洗净后切片。
2. 乳鸽去毛放血，去内脏、足爪，剁块，再入沸水中氽去血水。
3. 把乳鸽块放炖盅内，天麻片放鸽上，加入清水和盐、料酒、胡椒粉、枸杞子、红枣；用保鲜膜盖口，上笼先开大火，再用中火蒸至乳鸽肉熟软、入味，起锅即成。

养生功效

　　本品可缓解压力、改善睡眠、补脑抗衰、平肝止眩，适宜头痛眩晕、肢体麻木及用脑过度的女性食用。

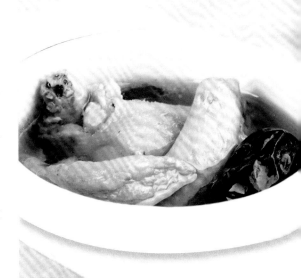

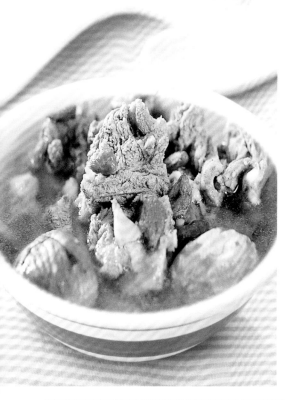

吴茱萸板栗羊肉汤

材料
羊肉······················ 150 克
板栗······················ 30 克
吴茱萸···················· 10 克
桂枝······················ 10 克
盐、枸杞子各适量

做法
1.将羊肉洗净，切块；板栗浸透去壳，备用；枸杞子洗净，备用。
2.吴茱萸、桂枝洗净，煎取药汁备用。
3.锅入水、羊肉块、板栗、枸杞子煮至熟，倒入药汁续煮10分钟，调入盐即可。

养生功效
　　羊肉、吴茱萸、桂枝均有暖宫散寒的作用；板栗、枸杞子有滋阴补肾的效果。本品对畏寒怕冷、四肢冰冷者有很好的食疗效果，可用于治疗寒虚所致的痛经、腹痛、胃痛等症。

丝瓜猪肝汤

材料
山药······················ 50 克
丝瓜······················ 250 克
熟猪肝···················· 75 克
高汤、枸杞子、盐各适量

做法
1.将丝瓜去皮，洗净切片；熟猪肝切片备用；山药洗净，去皮切片。
2.净锅上火，倒入高汤，下入熟猪肝、丝瓜、山药、枸杞子煲至熟。
3.放入盐调味即可。

养生功效
　　丝瓜性凉、味甘，具有清热、解毒、凉血止血、通经络、行血脉、美容等功效，可辅助治疗诸如痰喘咳嗽、乳汁不通、热病烦渴、筋骨酸痛、便血等病症。本品具有疏肝除烦、养肝补血、清热解毒等功效。

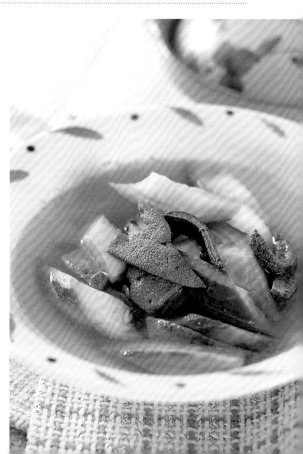

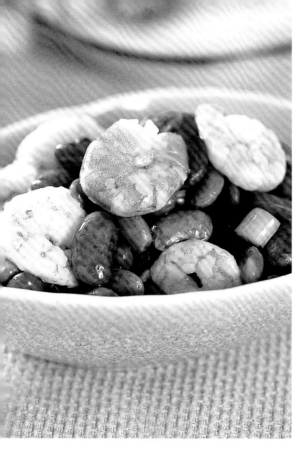

花豆炒虾仁

材料

花豆⋯⋯⋯⋯⋯⋯⋯⋯⋯⋯ 100 克
虾仁⋯⋯⋯⋯⋯⋯⋯⋯⋯⋯ 50 克
葱⋯⋯⋯⋯⋯⋯⋯⋯⋯⋯⋯ 1 根
盐⋯⋯⋯⋯⋯⋯⋯⋯⋯⋯⋯ 5 克
食用油⋯⋯⋯⋯⋯⋯⋯⋯⋯ 适量

做法

1.将花豆用水泡发至胀大；葱洗净切段。
2.锅中加食用油烧热，下入虾仁炒至变色。
3.另起锅炒香花豆，加入虾仁和葱段，调入盐，炒匀即可。

养生功效

　　本品可补肾壮阳、强身健体、护肤养颜。肥胖、高血压、冠心病、糖尿病、动脉硬化患者，腰痛、腿软、筋骨疼痛、失眠不寐、产后乳少以及丹毒、痛疽等症患者皆宜食用。

蒜蓉苋菜

材料

苋菜⋯⋯⋯⋯⋯⋯⋯⋯⋯⋯ 400 克
蒜⋯⋯⋯⋯⋯⋯⋯⋯⋯⋯⋯ 30 克
盐⋯⋯⋯⋯⋯⋯⋯⋯⋯⋯⋯ 5 克
食用油⋯⋯⋯⋯⋯⋯⋯⋯⋯ 适量

做法

1.苋菜择去黄叶，洗干净；蒜去皮，剁成蓉。
2.锅中加水煮沸，下入苋菜稍焯后捞出。
3.锅中放入食用油，爆香蒜蓉，下入苋菜、盐翻炒均匀即可。

养生功效

　　本品可清热利湿、凉血止血、养颜护肤。适宜便血、白带增多、痢疾、胆结石、细菌性痢疾、虚胖者，肠炎、乳腺炎、痔疮肿痛患者食用。

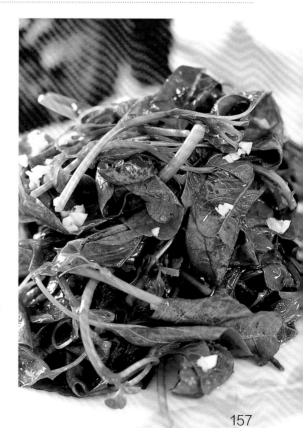

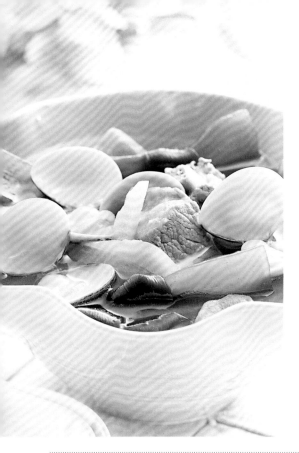

海带蛤蜊排骨汤

材料

海带结·························· 200 克
蛤蜊·························· 300 克
猪排骨·························· 250 克
胡萝卜、姜、盐各适量

做法

1. 蛤蜊泡在淡盐水中，待其吐沙后，洗净，沥干备用。
2. 猪排骨汆烫去血水，捞出冲净，切块；海带结洗净；胡萝卜洗净削皮切块；姜洗净切片备用。
3. 将猪排骨、姜、胡萝卜、海带结入锅中，加水煮沸，转小火炖约1个小时，加入蛤蜊，煮至蛤蜊开口，加盐调味即可。

养生功效

　　本品可泄热利水、化痰软坚、排毒养颜，适宜高血压、甲状腺肿大者食用。

山药鳝鱼汤

材料

鳝鱼·························· 200 克
山药·························· 50 克
枸杞子·························· 5 克
补骨脂·························· 10 克
盐、葱花、姜片各适量

做法

1. 将鳝鱼处理干净，切段，汆烫。
2. 山药去皮清洗干净，切片；补骨脂、枸杞子洗净，备用。
3. 净锅上火，调入盐、葱花、姜片，下入鳝鱼、山药、补骨脂、枸杞子煲至熟即可。

养生功效

　　本品可祛风除湿、补肾壮骨、延缓衰老。颈椎病、腰膝酸痛、脾胃虚弱患者皆宜食用。

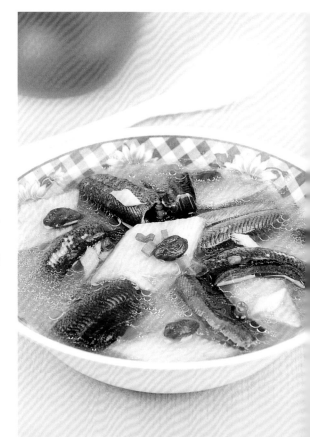

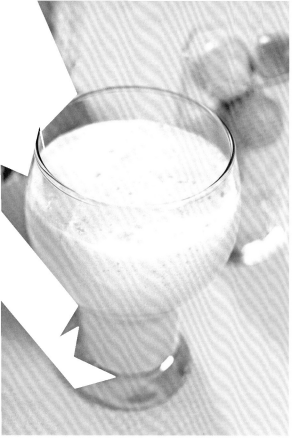

榴莲酸奶

材料
榴莲······························ 60 克
酸奶······························ 250 毫升

做法
1.榴莲取肉后放入搅拌机中。
2.再加入酸奶。
3.注入适量清水一起搅拌均匀即可。

养生功效
　　榴莲营养价值极高，经常食用可以强身健体、补肾壮阳，适宜阳虚体质者、虚寒腹痛者、食欲不振者饮用。

竹叶白茅根茶

材料
鲜竹叶························ 15 克
白茅根························ 15 克

做法
1.鲜竹叶、白茅根洗净备用。
2.将鲜竹叶、白茅根放入锅中，加入适量清水，煮沸后转小火煎煮10分钟，滤渣即可。

养生功效
　　竹叶可清热泻火、生津利尿；白茅根可清热利尿、凉血止血。二者配伍，具有祛湿、利尿、通淋的功效，对血热型经期延长者也有一定的疗效。此外，本品对湿热引起的尿痛、尿急、尿频、尿黄或血尿等症也有较好的疗效。

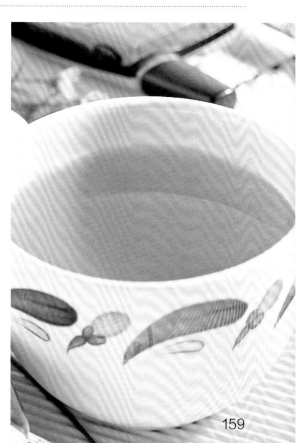

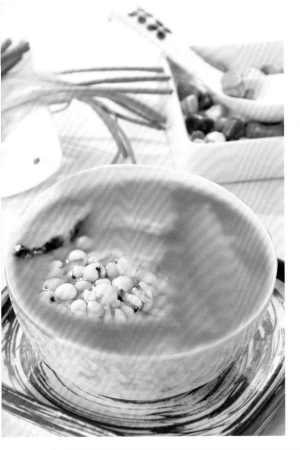

泽泻白术瘦肉汤

材料

猪瘦肉·······················60 克
薏米·························50 克
泽泻·························15 克
白术·························30 克
盐···························3 克
味精·························2 克

做法

1.猪瘦肉洗净，切块；泽泻、白术、薏米洗净，薏米泡发。
2.把猪瘦肉、泽泻、白术、薏米一起放入锅内，加适量清水，大火煮沸后转小火煲1~2个小时，拣去泽泻，调入盐和味精即可。

养生功效

本品可补气健脾、利水渗湿。脾虚引起的妊娠浮肿者、小便不利者、慢性肾炎患者皆可食用。

蜜炼黑豆

材料

黑豆························80 克
红糖························适量

做法

1.黑豆洗净，提前用水泡一晚，再沥干水分。
2.取一砂锅，将黑豆与红糖按一层豆，再一层红糖分层铺完。
3.盖上锅盖，以小火焖煮至豆熟软即成。

养生功效

黑豆有补肾益阴、健脾利湿、乌发养颜之效，适宜脾虚浮肿、脚气者，热病后出虚汗者，妊娠腰痛或腰膝酸软、白带频多、产后中风、四肢麻痹者食用。

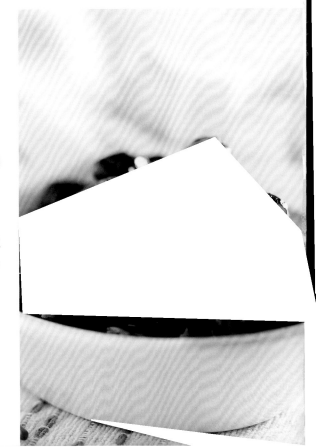